FACULTÉ DE MÉDECINE DE PARIS

ANNÉE 1901 — N° —

THÈSE

POUR

Le Doctorat en Médecine

Présentée et soutenue le Mercredi 27 Février 1901, à 1 heure

PAR

P. CARRIÈRE

Né à Cette (Hérault), le 5 Décembre 1876

DE LA PRÉCOCITÉ

PHYSIQUE ET INTELLECTUELLE

CHEZ L'HOMME

Il faut tendre à la vérité sans y prétendre.

MALEBRANCHE.

Président : M. BRISSAUD, professeur.
Juges : MM. FOURNIER, professeur.
GAUCHER et WIDAL, agrégés.

Le candidat répondra aux questions qui lui seront faites sur les diverses parties de l'enseignement médical

PARIS
Imprimerie de la Faculté de Médecine
L. BOYER
15, RUE RACINE, 15

1901

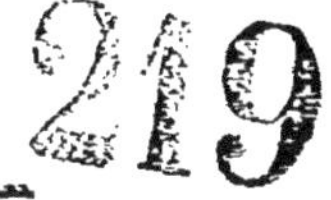

FACULTÉ DE MÉDECINE DE PARIS

ANNÉE 1901 THÈSE N° —

POUR

Le Doctorat en Médecine

Présentée et soutenue le Mercredi 27 Février 1901, à 1 heure

PAR

P. CARRIÈRE

Né à Cette (Hérault), le 5 Décembre 1876

DE LA PRÉCOCITÉ

PHYSIQUE ET INTELLECTUELLE

CHEZ L'HOMME

Il faut tendre à la vérité sans y prétendre.

MALEBRANCHE.

Président : M. BRISSAUD, professeur.
Juges : MM. FOURNIER, professeur.
GAUCHER et WIDAL, agrégés.

Le candidat répondra aux questions qui lui seront faites sur les diverses parties de l'enseignement médical

PARIS
Imprimerie de la Faculté de Médecine
L. BOYER
15, RUE RACINE, 15

1901

UNIVERSITÉ DE PARIS — FACULTÉ DE MÉDECINE

Doyen : M. BROUARDEL.

PROFESSSEURS	MM.
Anatomie	FARABEUF
Physiologie	CH. RICHET
Physique médicale	GARIEL
Chimie organique et chimie minérale	GAUTIER
Hstoire naturelle médicale	BLANCHARD
Pathologie et thérapeutiques générales	BOUCHARD
Pathologie médicale	HUTINEL DEBOVE
Pathologie chirurgicale	LANNELONGUE
Anatomie pathologique	CORNIL
Histologie	MATHIAS DUVAL
Opérations et appareils	TERRIER
Pharmacologie et matière médicale	POUCHET
Thérapeutique	LANDOUZY
Hygiène	PROUST
Médecine légale	BROUARDEL
Histoire de la médecine et de la chirurgie	BRISSAUD
Pathologie expérimentale et comparée	CHANTEMESSE
Clinique médicale	POTAIN JACCOUD HAYEM DIEULAFOY
Maladies de enfants	GRANCHER
Clinique de pathologie mentale et des maladies de l'encéphale	JOFFROY
Clinique des maladies cutanées et syphilitiques	FOURNIER
Clinique des maladies du système nerveux	RAYMOND
Clinique chirurgicale	BERGER DUPLAY LEDENTU TILLAUX
Clinique ophtalmologique	PANAS
Clinique des maladies des voies urinaires	GUYON
Clinique d'accouchement	BUDIN PINARD

AGRÉGÉS EN EXERCICE

MM.	MM.	MM.	MM.
ACHARD	DESGREZ	LEJARS	THIERY
ALBARRAN	DUPRE	LEPAGE	THIROLOIX
ANDRE	FAURE	MARFAN	THOINOT
BONNAIRE	GAUCHER	MAUCLAIRE	VAQUEZ
BROCA Auguste	GILLES DE LA TOURETTE	MÉNETRIER	VARNIER
BROCA André	HARTMANN	MERY	WALLICH
CHARRIN	LANGLOIS	ROGER	WALTER
CHASSEVANT	LAUNOIS	SEBILEAU	WIDAL
DELBET	LEGUEU	TEISSIER	WURTZ

Chef des Travaux anatomiques.......... M. RIEFFEL

Par délibération, en date du 9 décembre 1798, l'Ecole a arrêté que les opinions émises dans les dissertations qui lui seront présentées, doivent être considérées comme propres à leurs auteurs et qu'elle n'entend leur donner aucune approbation ni improbation.

A MES PARENTS

A MA SOEUR

A MES AMIS

A MON AMIE

LE DOCTEUR M. HERCHKOVITCH

À MON PRÉSIDENT DE THÈSE :

MONSIEUR LE DOCTEUR BRISSAUD

Professeur de Pathologie interne
Médecin de l'Hôtel-Dieu
Chevalier de la Légion d'honneur

De la Précocité physique et intellectuelle chez l'Homme

> Il faut tendre à la vérité sans y prétendre.
>
> MALEBRANCHE.

Introduction

L'évolution de la vie humaine a été depuis longtemps divisée en quatre âges, l'enfance, l'adolescence, l'âge viril et la vieillesse par analogie sans doute avec les saisons. Mais certains auteurs comme Hallé et Daubenton ont cru bon de multiplier dans chaque période les subdivisions, et arrivaient ainsi à 8 et 10 périodes de la vie qui commençaient et finissaient toujours à une époque donnée et fixe. C'est un procédé très artificiel ; les changements qui amènent les divers âges ne sauraient être enserrés dans un cadre rigide, où les périodes ont une durée uniforme. Qu'un être vivant comme tous les corps organisés et inorganisés subisse l'influence du temps, c'est là une vérité dont on a fait un long usage. L'anatomie, la physiologie et la pathologie de l'homme, différentes dans les diverses époques de sa vie nous le montrent bien. Les organes et les fonctions se transforment, tel organe silencieux au début joue un rôle prépondérant à un moment donné ; tel autre s'atrophie et perd son importance. Et devant une infection, l'enfant n'a pas les prédispositions ni les réactions qu'il aura dans sa vieillesse. Le temps modifie le terrain et ses défenses, comme il modifierait un bouillon de culture.

Ces périodes diverses où la structure du corps se transforme ont une durée variable, et pour passer de l'une à l'autre, de l'état d'enfant à l'état d'adulte par exemple, des organismes différents mettront des temps divers. Nous nous sommes proposé d'étudier ces variations, d'en voir en certains points pour ainsi dire les limites minima, d'après les cas publiés ; d'en établir quelques effets et de nous en éclaircir le mécanisme.

Pour arriver à l'état dit adulte, l'enfant semble traverser plusieurs stades. La dentition, la croissance, la puberté, sortes de points nodaux sur la ligne continue de son évolution progressive. Ces étapes ne surgissent pas tout d'un coup. La dentition pas plus que l'intelligence ou tout autre fonction n'éclate pas chez lui comme des coups de foudre. Le travail sourd, interne qui les a préparées et qui échappe à nos yeux s'est traduit au dehors à un moment donné ; et c'est alors surtout qu'il devient pour nous un objet d'étude. Il nous frappe par son extériorité, c'est un fait réalisé, non plus un phénomène en évolution. Et cependant c'est cette idée d'évolution, de durée, qu'il importerait de dégager de l'étude des phénomènes vitaux. Un enfant grandit, met ses premières dents, donne des preuves d'intelligence, devient pubère en un temps donné ; et à côté de lui, un autre enfant issu de la même race, et des mêmes parents, son frère ou sa sœur, nourri comme lui mettra moins ou plus de temps pour cela. Dans le premier cas pourquoi cette évolution plus rapide des transformations amenant la maturité ? Quelles forces animent ce moteur qui accomplit le même travail en moins de temps ? Pourquoi est-on mûr, adulte avant l'âge ? C'est à cette question que nous aurions désiré répondre.

Malheureusement le phénomène du développement normal nous est encore inconnu dans ses causes et son mécanisme et plus encore le développement précoce. Peut-être pourra-t-on plus tard les éclairer l'un par l'autre. L'anormal a souvent servi à nous faire comprendre ce qu'il est convenu d'appeler le normal. Et, si nous ne pouvons apporter sur les choses et en particulier sur ce point, une explication définitive (y en a-t-il jamais ?) nous pouvons du moins ramasser et grouper les faits épars. Le travail pour être moins intéressant n'en est pas moins utile. On en tirera peut-être des idées.

Des faits assez nombreux que nous avons pu étudier, nous n'avons pas dégagé un type de précocité ; le type est une création artificielle, mais nous avons trouvé des variétés de précoces. De tout temps on a signalé curieusement divers faits de précocité. Mais ce n'étaient souvent pour les lecteurs que des faits divers. Un enfant a des dents à la naissance, telle fille est réglée à 2 ans, ou accouche à 9 ans d'un enfant bien portant, ou tel autre à 10 ans connaissait douze langues. C'est rare, c'est surprenant ! La nature est vraiment admirable ! Et nous avons profité du mouvement de curiosité provoqué par de pareils phénomènes. On publiait parfois leur observation ou leur biographie ; nous en avons réuni un certain nombre. Ce n'est pas à notre avis, le travail le plus intéressant qu'on pourrait faire sur un pareil sujet. Les observations que nous avons trouvées, signalent des faits surprenants, il est vrai ; mais elles n'étudient pas longuement les enfants qui les présentent, on les perd de vue bien vite. Il y a un fait de plus enregistré, mais les conditions, les conséquences d'un pareil phénomène et surtout son évolution restent incomplètement connues. Il faudrait les suivre longuement et attentivement. Une manifestation précoce ou tardive est digne d'intérêt quelle qu'elle soit, qu'il s'agisse de menstruation, de croissance ou d'aptitude intellectuelle. Et cependant bien rares sont les auteurs qui se sont intéressés longuement à ce sujet. De plus, dans les conditions ordinaires de l'observation humaine, cette continuité de l'étude est souvent difficile et parfois impossible. L'éleveur ou le botaniste peuvent plus aisément poursuivre ce travail. Et nous interrogerons leurs recherches. Ils font des précocités à volonté, et connaissant leurs méthodes de culture, nous tâcherons d'établir des rapprochements avec ce qui se passe chez l'homme.

Prenant comme point de départ la définition de Geoffroy Saint-Hilaire de l'anomalie, nous étudierons successivement les diverses variétés de la précocité physique ou intellectuelle chez l'homme. Nous nous demanderons à chaque fois quelles peuvent être les causes de cette rapidité d'apparition d'un organe ou d'une fonction, et nous verrons que les influences du milieu, les influences héréditaires ne sauraient à elles seules la provoquer. Nous localiserons l'action prédominante de ces causes au moment de la formation et du développement de l'embryon, faisant ainsi de la précocité une anomalie surtout congénitale.

L'étude des précocités artificielles obtenues par l'action de l'homme préméditée ou non, sur les animaux et les végétaux, nous permettra non d'éclaicir le mécanisme de la précocité que nous aurons étudiée, mais d'en voir mieux encore la complexité et les différents termes. Et peut-être trouverons-nous dans des découvertes récentes très suggestives, comme une base mieux assise d'un travail à venir sur le même point.

Tel sera le plan suivi dans cette étude. A l'avance nous demandons l'indulgence de nos maîtres. La tâche est lourde pour nos forces et le temps dont nous avons pu disposer. Et nous serions déjà très satisfait, si notre travail pouvait attirer sur un sujet aussi intéressant l'attention de chercheurs plus instruits et plus expérimentés.

Nous remercions Monsieur le Professeur Brissaud d'avoir bien voulu nous proposer ce sujet d'étude. Il fut toujours pour nous très accueillant. et s'est acquis un droit de plus à notre reconnaissance, en voulant bien accepter la présidence de notre thèse.

Monsieur le Professeur Charrin, dont nous avons suivi les leçons du collège de France pendant plusieurs années, nous a donné pour notre travail d'utiles conseils avec sa bienveillance et sa simplicité habituelles ; et nous conserverons de ses leçons et de son esprit un profond souvenir.

Pendant notre séjour à la Faculté de Montpellier, au début de nos études, Monsieur le Profeseur Grasset nous initia à la Clinique. Nous gardons la mémoire de ses analyses cliniques où il montrait tant de profondeur et de finesse, et pour les malades tant de délicatesse et de bonté.

Et nous avons une reconnaissance toute particulière envers Monsieur le Professeur agrégé Rauzier qui nous a guidé dès le commencement de nos études, s'est toujours prodigué pour nous ; et sut être non-seulement un maître qui disposait sans compter de son temps et de ses forces pour nous, comme pour tous ses élèves, mais un ami sûr et toujours dévoué.

Préambule

Nous appellerons précoce, tout organe ou toute fonction physique ou intellectuelle qui apparaît chez un enfant avant l'âge ordinaire dans un milieu donné. A ce titre la précocité rentre dans la définition de l'anomalie par I. Geoffroy Saint-Hilaire (1) « l'anomalie est une déviation du type spécifique, c'est-à-dire, toute particularité organique que présente un individu comparé à la grande majorité des individus de son espèce, de son âge, de son sexe. »

La précocité peut s'observer dans le règne végétal et le règne animal et chez l'homme intéresse certaines fonctions physiques ou intellectuelles. Nous en étudierons les diverses variétés.

(1) Histoire générale et particulière des anomalies de l'organisation chez les hommes et les animaux, Paris, 1832.

CHAPITRE PREMIER

De la précocité physique

La précocité peut porter sur la dentition, la menstruation isolément, ou sur le développement complet de l'organisme. Nous les étudierons successivement.

Dentition précoce

Historique. — L'apparition prématurée des dents est un phénomène qui a déjà une longue histoire. Il est à peine mentionné cependant dans quelques traités récents des maladies de l'enfance ; l'étude de ce petit fait a été délaissée. La raison en est peut être dans le petit nombre des observations authentiques connues, ou dans les explications étranges qu'on en donna jadis. On a souri de l'explication et oublié le fait. Il faut distinguer les cas d'éruption précoce de la première dentition, à la naissance ou peu après ; et ceux de la deuxième dentition ou dentition permanente. La chronologie de l'éruption dentaire normale, sans être immuable, a été bien établie. Avec Comby, la plupart des auteurs admettent que chez des enfants normaux, nourris au sein et élevés suivant les règles de l'hygiène, la 1re dent apparaît du 6e au 7e mois, la 2e dentition, vers la 6e année, avec les premières grosses molaires. Dans les faits que nous étudions, la 1re dentition existe déjà à la naissance ou apparaît dans les premiers mois, c'est une avance de 2 à 7 mois ; la 2e dentition apparaît vers 3 ou 4 ans.

Les anciens observateurs furent surtout frappés par les cas du premier genre. D'après Puech (1) la première mention se trouve dans Hérodote. Nous avons trouvé dans Pline (2) le fait signalé : « quelques enfants naissent avec des dents, par exemple Manius Curius appelé pour cette raison Dentatus et Papirius Carbon, tous deux hommes remarquables », et il ajoute « que cette circonstance chez une femme au temps des rois était d'un sinistre présage. Valéria étant née avec des dents, les aruspices annoncèrent qu'elle causerait la ruine de la ville dans laquelle on la transporterait. Déportée à Suessa Pometia, ville alors florissante, la prédiction s'accomplit. » Après lui, Tite-Live (3) parle de la fille d'un certain Ozinus qui avait plusieurs dents quand elle naquit. Polydore Virgile (4) écrit : « In

(1) Puech. — Gazette obstétricale, 1876.
(2) Pline. — Hist. nat. Lib. VII, cap. XV.
(3) Tite-Live. — Hist. ab. urbe condita. Lib. XLI.
(4) Polydore Virgile (Lib. III. Prodig.)

Piceno infans cum sex dentibus ortus, tum turcœ nostra passim loca capere cœperunt ». Marcellus Danatus (1) : « nos anno 1572 in puellula magistri Mathiæ Sertoris, vidimus in primis dubus tres dentes manu feste emissos ». Benedictus (2) mentionne aussi un cas semblable et à leur tour Lécluse (3), Haller (4), Plouquet (dans sa Biblioth. médic.) rapportent ces faits anciens et en ajoutent quelques autres. Plus près de nous Gindre (5), Sappey (6), Thore (7), Masse et Gueniot (8), Mattei (9), Dumas de Cette (10), Magitot (11), dans son remarquable ouvrage, Henoch dans le Traité des maladies de l'enfance, Auvard (12), Jouvovsky (13), Millon (14) étudient cette question et publient des faits analogues. La tradition nous livre les noms de Richard III, Murat, Mirabeau, Louis XIV, Napoléon Ier qui seraient nés avec une ou plusieurs dents.

(1) Marcellus Sonatus (Hist. mod. mirab. Lib. VI, cap. II).
(2) Benedictus. — De curandis morbis, lib. XXV, cap. 23.
(3) Lécluse. — Traité pour entretenir les dents et les conserver pendant le cours de la vie. Nancy, 1750.
(4) Haller. — Elementa physiologiæ, t. XVII, p. 19.
(5) Gindre. — Phénomènes et bizarreries des deux dentitions. Paris, 1852.
(6) Sappey, (5) Thore. — C. R. et Mem. de la Soc. de Biologie,
(7) Girardès. — Compte-rendus — — 1860.
(8) Masse, Gueniot. — Bull. de thérapeutique, 1874, 1875.
(9-10) Mattei, Dumas. — Union médicale, 1875, p. 117 et 869.
(11) Magitot. — Traité des anomalies du système dentaire chez l'homme et les mammifères, 1877.
Id. Dict. encycl. des sc. méd. Art. Dent. Dentition.
(12) Auvard. — Le nouveau-né, 1894.
(13) Jouvovsky. — Le rachitisme. St-Pétersbourg, 1894. en russe. — Rev. mens. des mal. de l'enfance, 1899.
(14) Millon. — Traité des mal. de l'enfance, 1897.

Description. — Il faut distinguer l'éruption précoce de la dentition temporaire et de la dentition permanente.

Pour la dentition temporaire, l'éruption suit ordinairement les lois d'éruption normale, et commence par la mâchoire inférieure. Cependant Gueniot et Thore auraient vu les deux incisives moyennes supérieures sortir les premières. Les incisives centrales commencent en général la série, tantôt l'incisive gauche (Masse) le plus souvent, tantôt l'incisive droite (Sappey). Quelquefois, mais très rarement, les canines précèdent les incisives. Godefroy dit avoir vu un enfant ayant à la naissance une canine du côté gauche. Enfin, pour les molaires il n'y a pas d'exemple authentique d'apparition à la naissance.

Le nombre des dents est variable. Les documents cités dans l'historique signalent deux et même cinq dents à la naissance. On ne trouve jamais plus de trois dents dans les observations récentes.

Mais dans le cours des premiers mois les autres dents peuvent évoluer et la première dentition être achevée de bonne heure. Dans un cas de Mattei deux incisives inférieures, apparues à la naissance, persistaient à 5 ans, et la première dentition avait été complète à 16 mois. Gindre a vu une petite fille ayant 2 dents à la naissance, qui acheva à onze mois la première dentition. On trouvera dans les chapitres de la puberté précoce chez l'homme et chez la femme des cas analogues.

Cependant, cette éruption anticipée peut ne pas

porter sur l'ensemble, mais sur une ou plusieurs pièces du système dentaire ; les autres restent incluses dans le maxillaire jusqu'à l'époque de la sortie normale. C'est bien la preuve que les dents sorties n'appartiennent pas à une dentition supplémentaire, elles font partie de la série dentaire qui évoluera plus tard, et elles tomberont avec elle, quelquefois avant.

En effet, l'état de ces dents varie beaucoup. Tantôt elles affleurent le bord gingival, tantôt dégagées en grande partie ou entièrement sorties. Les unes, solidement implantées, ne tombent qu'avec les autres vers la 6e ou 7e année, quand la dentition permanente n'est pas précoce à son tour ; ou plus tôt, dans le cas contraire. D'autres sont branlantes, et tombent spontanément ou artificiellement peu après la naissance. Cela n'est pas pour nous surprendre. Les dents temporaires précoces sont, comme les dents temporaires ordinaires, fragiles, souvent érodées, cariées ou atrophiées. Fehling (1) et d'autres après lui, Thore, Jouvovsky, etc., ont étudié des dents ainsi détachées, courtes, atrophiées, conoïdes, et d'autres ayant tous les caractères des dents de lait ordinaires.

Pour la seconde dentition, cette sortie précoce peut être observée comme la première. Quelquefois c'est tout l'ensemble de la première dentition qui a été prématuré et après elle, la seconde dentition, à son tour est aussi plus rapide. Magitot dit avoir ob-

(1) Fehling. — Soc. obst. de Leipzig, 1874.

servé 2 enfants chez qui les deux dentitions évoluèrent ainsi avec 6 mois d'avance sur les moyennes ordinaires. Ces faits sont rares. D'autres fois, la dent permanente apparaît trop vite, sans chute de la dent de lait correspondante. Il y a subitement une augmentation numérique du système dentaire relativement à l'âge du sujet. Et cette sortie rapide peut s'observer pour toutes les dents. Suivant leur fréquence, on peut signaler surtout la 1re grosse molaire dont l'éruption normale se fait à 6 ou 7 ans et qui a été vue (Magitot) à 4 et 5 ans. Les incisives inférieures ou supérieures, peuvent aussi apparaître un an ou deux à l'avance, et se plaçant alors en arrière des dents temporaires produisent la difformité connue sous le nom de double rangée de dents. D'après Gindre, le prof. Baumes aurait observé deux enfants ayant tous deux une double rangée de dents, complète. Les prémolaires, et la canine surtout sont rarement signalées avec une avance notable dans leur apparition.

Evolution des dents précoces. — Pour la 1re dentition, quelques-unes, nous l'avons dit, tombent bientôt, d'autres persistent jusqu'à l'époque de la seconde dentition (Mattei), qui peut être normale ou prématurée.

Quant aux dents permanentes précocement sorties, elles peuvent durer très longtemps. Peu d'observateurs poursuivent longuement l'observation de ces enfants ; après la description du fait, on ignore le sort de l'enfant.

Pronostic. — Pour les dents temporaires, le pronostic n'est pas d'une grande portée en général. C'est dit Philippoff (1) « un jeu local de la nature ». On ne saurait plus y voir comme les anciens un présage heureux ou malheureux, un signe de force, ou de courage comme disait Palfin pour flatter Louis XIV, ou un signe de caractère énergique et despotique (Henoch). « A côté de grands personnages dit Philippoff, il est encore plus de gens insignifiants présentant cette anomalie ».

Les seuls inconvénients sont pour la mère les tiraillements parfois douloureux et les excoriations déterminées par les dents au niveau des mamelons, qui sont mentionnées par quelques observateurs. Pour l'enfant, les auteurs anciens signalaient l'apparition prématurée des accidents de dentition, auxquels on attachait une grande importance, et que l'on rattache plus volontiers aujourd'hui à des vices d'alimentation.

Mais il faut insister surtout sur les lésions locales (stomatite, abcès, gangrène des follicules) plus fréquentes qu'à l'âge ordinaire de l'éruption. Il semble que la gencive modifiée et lésée par le processus rapide d'expulsion de la dent soit un lieu de moindre résistance où l'infection se localiserait plus facilement. Dans un cas de Jouvovsky, les attouchements répétés des curieux ont sans doute déterminé cette lésion locale. On a cité des cas de phlegmon du sac avec élimination de son contenu (Masse, Gueniot, Thore) ;

(1) Philippoff. — Hygiène de l'enfance, Moscou, 1898, en russe.

d'hématocèle et de kyste folliculaire (Fauvelle) (1), Périer (2); et des accidents d'ulcération du côté du frein et de la face inférieure de la langue déterminés par 2 incisives inférieures qu'on dut enlever (Dumas, Jouvovsky).

Pour la seconde dentition prématurée, le pronostic est plus important. L'éruption des dents permanentes avant la chute des dents de lait, rencontre des obstacles nombreux dûs à ces dernières. De là des désordres variés et des anomalies de direction (antéversion, rétroversion, inclinaison latérale, rotation sur l'axe) qu'il faudra corriger pour rétablir la régularité de l'arcade dentaire.

Etiologie. — Fréquence. — Cette anomalie de développement est assez rare, mais on ne peut la nier. Cependant Blot (3) a prétendu ne pas avoir observé un seul cas de dentition précoce sur plus de 20,000 accouchements ; et à côté de lui, Besnier et Gueniot ont affirmé au contraire que de tels exemples sont familiers aux sages-femmes qui ont l'habitude de pratiquer l'ablation dès la naissance.

Nous pensons qu'il y a là, de part et d'autre, une exagération.

Godefroy, de Rennes, dit en avoir vu 5 cas sur 13028 accouchements.

Puech, de Nimes, dit en avoir vu 2 cas sur 26,000 accouchements.

(1) Fauvelle. — Bulletin soc. méd. de l'Aisne, 1874, p. 85.
(2) Périer. — Bull. soc. chirurg., 1875.
(3) Blot. — Soc. de Chir. 1868.

Magitot, sur un relevé de naissances à la Maternité, 3 cas sur 17,578 (Paris de 1858 à 1868).

Jouvovsky a vu 1 cas sur 2,000 enfants.

Il est assez difficile d'avoir une idée bien nette de la fréquence d'après ces statistiques ; mais la même difficulté se retrouve dans l'étude de toutes les anomalies.

Race, climat. — En France, sur 500 enfants de race française, dans des conditions de santé normale, Magitot a vu

1 cas à la naissance ; 2 cas dans le premier mois ; 3 cas dans le deuxième mois ; 9 cas dans le troisième mois ; 10 cas dans le quatrième mois.

En Russie, Bensengre, sur 525 enfants, a trouvé : à la naissance, 0 cas ; au premier mois, 0 cas ; au deuxième mois, 2 cas ; au troisième mois 3 cas ; quatrième mois, 8 cas.

Les anthropologistes ont peu étudié ce point spécial des anomalies de l'éruption suivant les races, on étudie surtout les variations de nombre, de volume, de direction, mais on néglige celles dont nous parlons. Cependant Magitot (1) prétend avoir vu chez les Lapons et les Esquimaux qui sont adultes de bonne heure, l'évolution dentaire se faire très rapidement, mais il n'en indique pas les limites.

Age. — Pour la dentition temporaire, c'est habituellement sur des enfants à terme qu'on a constaté des dents à la naissance. Sans doute Helwig et Van

(1) Magitot. — Bull. Soc. d'Anthrop. 1880, 1881.

Swieten (1) disent bien en avoir vu sur un fœtus de 7 et même de 5 mois, mais, sans tenir le fait pour impossible, nous ne l'avons pas retrouvé dans les observations plus récentes. Les auteurs suivants ont observé des dents apparues à la naissance (Tarnousky, Henoch, Magitot, Sanson sur son fils, Giraldès, Mattei, Gindre, Puech, Godefroy, Sollier, Jouvosky) ; à 9 jours (Gueniot). à 15 jours (Thore) à 3 semaines (Sappey), à 1 mois (Thore), à 3 mois (Masse).

L'influence du sexe paraît peu importante. On trouve à peu près autant de filles que de garçons dans les observations citées.

Certains auteurs disent qu'on les observe chez des sujets à constitution robuste, pour d'autres, c'est le contraire ; et l'on ne peut avoir sur ce point une opinion établie, car les observations souvent peu détaillées notent seulement le fait curieux, et l'enfant porteur de cette anomalie est bientôt perdu de vue. Cependant on ne saurait accepter la généralisation de Tarrowsky qui a vu un nouveau-né pourvu de dents atteint plus tard de rachitisme, et pour qui cette anomalie ne fait pas même prévoir une ossification normale. Il en fait un signe précurseur de rachitisme.

A notre avis, il n'y a là qu'une succession de phénomènes de cause bien différente. Chez les rachitiques comme l'a montré Glisson en 1650, Fleichsmann et beaucoup d'autres, l'évolution dentaire est au contraire tardive, et c'est l'opinion la plus répandue.

(1) Van Swieten. — Commentar, t. IV, p. 688.

Après la naissance, on sait que les pyrexies peuvent hâter l'apparition des dents, et dans les cas cités il n'en est qu'un seul (Massé) où cette cause pourrait être invoquée. L'éruption fut consécutive à des phlegmons de la cuisse et des bras. Mais cette explication ne peut être donnée pour les faits de dentition à la naissance.

Henoch a prétendu, et déjà cette hypothèse avait été donnée par Thore et Gueniot, que l'éruption prématurée avait pour cause la périostite du bord alvéolaire d'un des maxillaires. Elle pousserait au dehors la couronne en provoquant de l'œdème et la formation d'un exsudat intra-alvéolaire. A l'appui de son opinion il cite 4 observations personnelles, une de Klamentosky (1) avec inflammation gangréneuse de la gencive et du périoste, et une autre de Samelson (2) avec périostite. Il nous semble plus vraisemblable de considérer ces troubles inflammatoires comme secondaires. Comme pour les dents de lait normales, où l'on observe des accidents analogues, c'est la gencive avec ses modifications qui est un lieu de moindre résistance. La dent de 6 ans à son tour, sur laquelle après Magitot, Andrieu (3) et Frey (4) ont attiré l'attention, et qui présente si souvent des complications locales déterminées par son éruption difficile, ne sort

(1) Klamentosky. — Centralzeitung f. Kinderheilk, II, 1789, S. 186.

(2) Samelson. — Centralzeitung f. Kinderheilk, I, 1878, S. 190.

(3) Andrieu. — La dent de 6 ans, Paris 1887.

(4) Frey. — Th. de Paris 1896.

pas parce qu'il y a de la périostite, mais peut provoquer de la périostite par lésion de la muqueuse et infection surajoutée qui peut gagner le périoste.

On sait que l'enfant nourri au sein présente une éruption dentaire normale et une évolution assez régulière ; et que tous les troubles consécutifs à une alimentation mal réglée ou défectueuse sont une cause de retard et d'irrégularité. Cette influence de l'alimentation est bien connue chez les animaux. Sanson (1) dit que la dentition est plus précoce chez les animaux domestiques que chez les animaux sauvages. De même pour les races perfectionnées par la culture ou l'élevage. Et déjà Darwin (2) avant luiavait signalé ce fait : « chez les animaux améliorés, de tous genres, l'état de maturité est plus précoce en ce qui concerne la croissance complète, l'époque de la reproduction, et en corrélation de ce fait, on observe que les dents se développent beaucoup plus promptement. » Mais pour les faits que nous étudions cette influence ne saurait être invoquée. L'enfant nourri au sein met sa première dent à 6 mois (Comby) ; l'action du lait maternel n'existe pas ou peu dans les cas de dentition à la naissance, ou près de la naissance.

On a signalé enfin, comme condition étiologique l'hérédité (Mattei et Millon). Dans le fait de Mattei la mère et la fille présentèrent cette anomalie. Nous ne connaissons que ce seul exemple. Millon cite une fa-

(1) Sanson. — Traité de Zootechnie.

(2) Darwin. — De la variation des animaux et des plantes, tr. franc., t. II, p. 343.

mille dans laquelle onze enfants nourris au sein eurent leurs premières dents à 4 et 5 mois ; l'aînée des enfants mariée à 17 ans eut un enfant dont les deux incisives médianes évoluèrent à 4 mois également. Il voit dans cet exemple la preuve d'une disposition familiale. Dans ce cas, nous semble-t-il, la dentition n'est pas très précoce.

En résumé, de cette étude semble découler cette conclusion : nous sommes en présence d'une anomalie, qui peut dans certains cas très rares être héréditaire, mais qui est le plus souvent isolee.

Nous n'avons pas trouvé dans le milieu extérieur de cause nous expliquant à elle seule cette évolution hâtive. Et il est vraisemblable que les dents apparues à la naissance n'en subissent pas les effets. Leur formation s'effectue dans la vie intra-utérine, elle est complétement achevée à la naissance. Et pour les dents qui apparaissent peu après la naissance nous pouvons penser aussi que cette accélération a surtout son origine dans cette phase embryonnaire ou fœtale de la vie. C'est donc une anomalie congénitale.

Menstruation précoce

Historique. — Comme pour la dentition, les faits de menstruation précoce ont de bonne heure attiré l'attention. La chose est surprenante, la famille s'en inquiète, on appelle un médecin qui public parfois le cas observé. Mais quand on veut étudier un à un tous ces faits, on trouve un pêle-mêle d'observations incomplètes, souvent discutables, parfois mal rapportées, et Nægele (1) en 1812 critiquait les faits de son époque et pensait prouver qu'il n'y avait là que des cas d'hémorrhagie sans retour typique, sans développement corporel correspondant. Pour lui « les histoires d'enfants mûrs avant l'âge, sont des récits de seconde ou troisième main, ayant pour origine des racontars de personnes incompétentes ou des rapports de médecins crédules. Jamais, dit-il, le corps de la femme n'atteint avant la dixième année, un degré de développement suffisant pour déterminer dans l'appareil génital un excès de vitalité, et la neuvième année peut être considérée comme la limite initiale de l'âge de la maturité. » C'est là un jugement excessif. Des faits incontestables observés avant et après lui, montrent de façon certaine l'existence de ces deux anomalies de dé-

(1) Nægele. — Erfahrungen und Abhandlungen aus dem Gebiete der Krankheiten des Weiblichen geschlechtes Mannheim 1812, p. 265.

veloppement, la menstruation et la maturité précoce. Leur histoire n'a pas été faite dans un travail d'ensemble. Les auteurs qui ont l'occasion d'observer un de ces cas, le publient, font quelques recherches bibliographiques, rapportent des faits antérieurs souvent tronqués et inexacts et souvent l'observation nouvelle est à son tour incomplète et peu détaillée. Haller dans sa physiologie ; Isidore-Geoffroy Saint-Hilaire (1) ; le traité de Teratologie de Meckel relatent des faits anciens. Dans un article de Dezeimeris (2), un travail assez étendu de Kussmaul (3) et surtout dans les ouvrages relatifs à la menstruation de Marc d'Espine (4) de Raciborski (5), de Brierre de Boismont (6) et de Gallard (7) et dans quelques thèses sur la puberté que nous aurons l'occasion de citer, des faits épars sont signalés. Plus près de nous, Puech (8) et Gautier (9) dans une étude où nous avons puisé des renseignements très utiles, Pozzi (10) et Comby (11) apportent de nouvelles observations ; et cependant

(1) Isid.-G. Saint-Hilaire. — Hist. des anom., loc. cit.
(2) Dezeimeris. — Journal l'Expérience, t. II, 1838.
(3) Kussmaul. — Würzburger medicinische Zeitschrift, vol. III, p. 321, 1862.
(4) Marc d'Espine. — Arch. génér. de méd., 1835.
(5) Raciborski. — Traité de la menstruation, Paris 1868.
(6) Brierre de Boismont. — De la menstruation, 1845.
(7) Gallard. — Leç. cliniq. sur la menstruat. 1885, Paris.
(8) Puech. — Ann. de gynécol. 1879-1880.
(9) Gautier. — Revue médicale de la Suisse romande, 1884.
(10) Pozzi. — Traité de gynécologie.
(11) Comby. — Traité des mal. de l'enf. (Art. anom. génitales).

dans les livres classiques les auteurs modernes sont peu explicites sur ce point. Il y a là un sujet intéressant à étudier et il faut souhaiter que des faits mieux observés, puissent permettre mieux que nous ne pourrons le faire de répondre à un grand nombre d'interrogations que l'on se pose en l'abordant.

Laissant en dehors de notre étude les cas d'hémorrhagie génitale des nouveaux-nés étudiés par Ribemont (th. d'agrégation, 1880), nous ne parlerons que des faits de menstruation précoce. Nous les diviserons en deux groupes : Dans le premier, nous rangerons les cas de menstruation précoce sans développement corporel prématuré. Dans le second, les cas de menstruation s'accompagnant de développement prématuré (taille, poids, développement des organes génitaux, seins, etc.) faisant de ces enfants des pubères avant l'âge, des femmes en miniature.

L'époque de la menstruation et de la puberté est assez variable. Elle apparait en France entre 14 et 15 ans (Raciborsky) et les variations qu'elle subit suivant les climats, les races, le séjour dans les campagnes ou dans les villes, l'hygiène alimentaire, les excitations sexuelles, etc., sont de quelques mois à une année au maximum.

C'est dans l'Inde, et dans l'Amérique du Sud qu'on observe le plus tôt la puberté : à l'âge de 10 et 11 ans. Tous les cas que nous allons étudier ont été observés avant l'âge de 8 ans, et nous avons choisi cette limite à dessein.

Menstruation précoce sans développement corporel prématurée

Nous avons pu réunir 56 observationsde menstruation précoce, dont 21 sans développement corporel. Nous les grouperons ensemble avec l'âge del'enfant et le nom de l'auteur suivant l'ordre d'apparition :

A la naissance....	1 cas (Campbell) ;
3 jours après.....	2 cas (*Whitmore*, *Arnold*) (1) ;
8 jours...........	1 cas (*Arnold*) ;
15 jours...........	1 cas (*Ashton*) ;
3 mois...........	1 cas (Comarmond) ;
4 mois...........	2 cas (*Marage*, Van Derveer) ;
5 mois...........	2 cas (*Harle*, Wilson) ;
6 mois...........	2 cas (De Wlaccos, Plumb) ;
7 mois...........	3 cas (*Comby*, Cesarano, Franc) ;
9 mois...........	5 cas (*Cabadé*, Dieffenbach, Wall, D'outrepont, De Lenhossek) ;
1 an.............	3 cas (Rowlet, *Tetley*, Susewind) ;
1 an et 3 mois....	1 cas (Wallentin) :
1 an et 6 mois....	5 cas (*Bertrand*, *Allbutt*, *Gautier*, Robert, Stocker) ;

(1) Les noms en italique désignent les 21 observations de menstruation précoce, isolée.

1 an et 10 mois...	1 cas (Bouchut) ;
1 an et 11 mois...	1 cas (Mengus) ;
2 ans...........	8 cas (Schmidt, Haller, *Lobstein*, *Heilegius*, Ramon de la Sagra, Prochownich, Diamanti, Woodruff) ;
2 ans 1/2.........	2 cas (*Wachs*, Descuret) ;
2 ans 9 mois.....	1 cas (*Lieber*) ;
3 ans...........	3 cas (Le Beau, Tilesius, Cooper) :
3 ans 1/2.........	1 cas (Observation sans nom (American Practitones) ;
4 ans...........	3 cas (Molitor, *Venot*, *Pluyette)* ;
4 ans 9 mois......	1 cas (Seuvre) ;
5 ans...........	1 cas *(Deshayes)* ;
6 ans...........	2 cas (*Stark*, *Deshayes*) ;
6 ans 1/2........	1 cas (Wladimiroff) ;
7 ans...........	1 cas (Schœffer) ;
7 ans 1/2........	1 cas (Scanzoni) ;

On le voit par cette énumération, la menstruation a été observée à des âges divers, et surtout entre un et deux ans. Chez ces enfants, l'écoulement sanguin n'est parfois annoncé par aucun symptôme, mais ce sont les cas les plus rares. Le plus souvent dans les jours qui précédent, l'enfant se plaint de douleurs et de sensation de chaleur à la tête et perd l'appétit, elle est d'une humeur plus chagrine, a de l'agitation nocturne, de l'insomnie, et éprouve souvent soit une sensation de tension et de chaleur hypogastrique avec gonflement de l'abdomen, soit des douleurs lombaires avec gonflement des seins. Toutes les observations sont unanimes sur ce point. Ce sont là tous les signes du molimen de la jeune fille ou de la femme adulte. Dans un cas (Lieber), l'écoulement sanguin est précédé par un écoulement leucorrhéique, et dans un autre par un état fébrile avec vomissements (Cabadé). Tous ces symptômes s'évanouissent quand l'écoulement se produit.

Son abondance est variable, évaluée par Tetley à 50 grammes, et par Arnold à l'abondance des règles d'une femme adulte. Elle est si grande parfois qu'elle s'accompagne d'une altération notable de l'état général (Allbutt), d'une grande faiblesse avec pâleur cadavérique (Arnold), on doit faire porter à l'enfant ce jour là des bas et des souliers rouges (Lobstein).

Le sang qui s'écoule est rouge foncé, parfois mélangé de caillots, on le voit sourdre à l'orifice de la membrane hymen (Gautier), il n'a pas d'après Cabadé l'odeur fade, nauséabonde, sui generis du sang menstruel des adultes, son odeur est analogue à celle de la chair du poulet cru et au microscope cet auteur qui seul a fait cet examen trouve à côté de globules rouges et blancs, des cellules d'épithélium pavimenteux, jamais d'épithélium cylindrique.

Cet écoulement dure 2 à 3 jours en moyenne, 8 dans un cas (Gautier) et revient périodiquement tous les 28 jours ou 1 mois après. Quand un retard momentané se produit (Venot) l'enfant éprouve les mêmes malaises, céphalalgie, bizarreries de caractère qu'on signale chez l'adulte.

Evolution. — Il s'est reproduit parfois pendant quelques mois ou quelques années, puis a cessé.

Quelques observations indiquent très nettement cet arrêt causé par une variole (Bertrand, après avoir duré 3 ans), par une varicelle (Comby après une durée de 7 ans). D'autres fois sans cause apparente, la quantité de l'écoulement diminue de mois en mois et ne reparaît plus.

Dans un cas (Tetley) il fut remplacé pendant 2 mois par une épistaxis abondante, dans un autre par écoulement leucorrhéique (Marage). Dans une observation (Bertrand), après avoir cessé 4 ans, il reparaît à l'occasion d'une coqueluche.

Dans d'autres cas, l'observation s'arrête sans nous renseigner sur la durée de cette périodicité, ni sur l'évolution ultérieure. L'enfant est perdue de vue au bout d'un certain temps (Lieber 3 mois ; Venot 6 mois ; Deshayes 8 mois ; Lobstein 4 ans ; Tetley 4 ans 1/2) d'observation.

La terminaison par la mort a été observée dans 4 cas · le premier à deux ans à la suite du croup (l'écoulement s'était reproduit pendant 16 mois ; Allbutt) ; dans un autre l'enfant meurt de diarrhée à 14 mois (l'écoulement irrégulier pendant les derniers mois était apparu 9 mois ; Harle) ; dans le troisième à 4 ans, la cause de la mort n'est pas indiquée (l'écoulement se produisait depuis la naissance Whitmore) ; et dans le dernier, la mort à 2 ans paraît être causée par l'hémorrhagie elle-même qu'on observait depuis 5 mois et qui provoquait par son abondance des troubles généraux très graves (Allbutt).

Le sort des autres petites filles chez lesquelles la menstruation dura autant que l'observation médicale, nous est inconnu. Aucune n'a été suivie jusqu'à l'âge ordinaire de la maturité et nous ignorons à quelle époque les signes physiques de la puberté sont apparus chez elles.

Aucune n'a manifesté de penchants sexuels précoces ou de perversions sexuelles ; ni présenté de développement considérable des organes génitaux ou du corps. Cependant quelques faits servent de transition entre les cas typiques de menstruation précoce isolée et ceux que nous étudierons dans le prochain chapitre. On note le développement plus volumineux des seins dans quelques observations (Marage, Pluyette, Whitmore, Wachs), (Cabadé), dans ce dernier cas, ce développement des seins fut temporaire. Ils revinrent bientôt au volume normal, et les poils apparus au pubis tombèrent au bout d'un an ; tandis que la menstruation continuait toujours.

L'état de la dentition n'est indiqué que par un seul auteur (Gautier). Dans ce cas, la 1re dentition était achevée à 19 mois.

Quant au développement intellectuel, difficile du reste à apprécier dans certains cas, quelques auteurs nous donnent des indications. Il est « de son âge », dit Luber, mais pour trois autres enfants, « elle a plus de vivacité » (Bertrand) ; plus de vivacité et d'intelligence (Lobstein) et Cabadé dans sa description très curieuse nous montre une petite fille qui a 18 mois avec son visage qui n'a rien d'enfantin, les yeux profonds, et les gestes d'une grâce affectée, vont produire une impression sur le visiteur, et qui à cet âge « pose » déjà.

Diagnostic. — Le diagnostic de menstruation ne peut être affirmé que lorsqu'on s'est assuré de deux choses : le sang sort de la vulve ; le retour de l'écoulement est périodique.

Il est inutile d'appliquer un spéculum à moins qu'on ne soupçonne un polype ou une ulcération du vagin ou de l'utérus. Et il faudra éliminer toutes les affections pouvant donner naissance chez l'enfant a des écoulements vulvaires hémorrhagiques (polypes uréthraux, hémorrhagies uréthro-vésicales, polypes du rectum, vulvo-vaginite avec hémorrhagie (1) ; les hémorrhagies génitales des nouveaux-nées (2) ayant été tout d'abord écartées). Un examen local attentif y suffira souvent. De plus, et surtout, la périodicité de l'écoulement à elle seule fera le diagnostic. Ce sera bien alors un écoulement menstruel, qu'on l'appelle menstruation enfantine avec Tarnier, ou monstruosité euménique avec Raciborski.

Anatomie pathologique. — Nous n'avons qu'une seule autopsie (Harle) chez une enfant à menstruation précoce sans développement du corps ; et dans ce cas

(1) Comby. — Soc. méd. des hôpitaux, octobre 1896.
(2) Eross. — Centr. f. gynækol., 1892, p. 462.

l'enfant à 14 mois a la vulve développée, le vagin est sain, l'utérus volumineux ; sa longueur est de 1 pouce 5 (4 cent. 3), alors qu'à cet âge l'utérus mesure d'ordinaire 2 cent. 38. L'orifice est ouvert. L'ovaire gauche, plus volumineux que le droit, renferme quelques petits kystes. L'examen microscopique n'a pas été fait ; et nous ignorons s'il y avait chez cet enfant et chez les autres un travail d'ovulation précoce, comme nous en trouverons dans le chapitre suivant. Chez cette enfant l'écoulement était-il dû à la présence des kystes ? Mais on s'expliquerait mal la régularité périodique de cet écoulement pendant 9 mois comme l'observation nous l'indique.

Le diagnostic établi permettra de calmer l'inquiétude des parents en présence de cet écoulement sanguin. C'est une simple anomalie, conciliable d'ordinaire avec un état normal de la santé : et l'on ne devrait avoir quelques craintes que dans les cas d'écoulement trop abondant. Mais nous avons vu combien ces faits étaient rares.

Etiologie. — Les enfants présentant cette anomalie appartiennent aussi bien à la classe pauvre qu'à la classe riche ; les observateurs semblent attacher peu d'importance à ce fait et ne le mentionnent pas très souvent. Nous ignorons enfin si ces faits ont été observés plus dans les villes que dans les campagnes, pour la même raison.

Leur nationalité : 8 Françaises, 5 Allemandes, 4 Américaines, 3 Anglaises, 1 Suisse.

Dans aucun cas nous ne trouvons de causes occasionnelle comme le traumatisme, les sévices, la masturbation ou les excitations obscènes. Quelques unes sont nourries au sein, mais sur ce point les auteurs donnent peu d'indications.

Aucune de ces petites filles n'a de maladie concomittante. Toutes sont d'une bonne santé apparente, bien développées, sauf dans un cas (Bertrand) où la petite fille est très « amaigrie et de tempérament délicat. »

Sur leurs parents, peu de renseignements aussi. On note rarement la taille et leur constitution. Les auteurs oublient ou jugent inutile d'en parler ; ils n'interrogent même pas la mère dans quelques observations sur l'apparition de sa menstruation. Nous ignorons aussi souvent si les sœurs des petites filles observées ont présenté ou non cette précocité. Dans les cas rares, où nous avons des indications :

Cabadé (menst. au 9e mois) : la mère grande et fortement charpentée n'a pas été précoce et 4 sœurs de la mère n'ont pas présenté d'anomalie sur ce point. — Gautier (menstr. à 18 mois) : la mère réglée à 15 ans 1/2 a 6 enfants dont 2 filles, l'une de 10 ans, l'autre de 4 ans 1/2 qui n'ont pas été réglées encore. Mais dans le cas d'Arnold (menst. 3 jours après la naissance), la sœur de cette petite fille présenta à son tour un écoulement sanguin à la fin de la 1re semaine qui ne se reproduisit pas. Et dans le fait observé par Ashton (menst. 15 jours après la naissance), la mère avait été réglée à 9 ans, une grand'tante à 7 ans ; il semble bien y avoir là une prédisposition familiale. Nous signalerons un fait assez curieux qui paraitra plus évident dans le prochain chapitre : la fécondité de la mère dans quelques cas et la prédominance des filles parmi les enfants.

Nous regrettons beaucoup que les auteurs n'indiquent pas mieux qu'ils ne l'ont fait si l'enfant est unique ou non dans la famille, son rang de naissance, et les proportions de garçons et de filles. La mère a eu dans les cas de :

Wachs.... 5 enfants (frères et sœurs). Le sujet observé est la dernière ;
Harle..... 3 filles. Le sujet observé la dernière ;
Arnold.... 2 filles. La première ;
Cabadi.... 2 filles. La deuxième ;
Gautier... 6 enfants dont 2 filles. Le sujet observé est la dernière ;

Dans le cas d'Ashton, l'enfant est unique.

En somme, pour résumer cette description dont nous ne voyons que trop les lacunes, nous trouvons ici, comme pour la dentition précoce, une anomalie d'évolution. Une fonction nouvelle évolue plus vite que dans la normale. Et cette accélération ne paraît pas dépendre uniquement d'une influence s'exerçant sur l'enfant depuis la naissance jusqu'à un certain âge, c'est-à-dire d'une influence partant du milieu dans lequel il vit (climat, latitude etc.). Car cette influence s'exercerait aussi sur les enfants de son âge, sur ses sœurs ou ses frères et les cas de précocité seraient plus nombreux. Et de plus l'époque d'apparition des menstrues varie très peu quand on compare les divers milieux, tandis que nous avons ici des cas de variation extrême. Il s'agit donc sans doute d'une influence s'exerçant avant la naissance, pendant la formation de l'être, *in utero ;* en un mot, c'est une anomalie congénitale. Et comme la dentition précoce, elle peut être, mais rarement héréditaire et familiale.

Menstruation avec développement physique prématuré.

Ce groupe comprendra tous les faits où il n'y a pas seulement précocité sexuelle isolée, comme dit Kussmaul, mais précocité de tout le développement (squelette, taille, poids, glandes mammaires, organes génitaux), ensemble qui caractérise la période de la puberté et qui, dans certains cas fera de ces enfants des nubiles précoces. Dans les 35 observations recueillies, le développement se fait rapidement, l'enfant est pubère ou nubile parfois bien avant l'âge moyen. La série des transformations effectuées d'ordinaire pendant les 14 ou 15 premières années, sont condensées en moins de temps. Nous étudierons successivement les diverses parties de ce développement hâtif.

Taille. — L'histoire de Barbara Eckhofer par d'Outrepont en est un exemple typique. L'enfant a été suivie depuis sa naissance jusqu'à sa mort à 11 ans, et soumise à des mensurations fréquentes.

A la naissance, elle attire l'attention par son volume :

		Taille d'un enfant de cet âge (Quetelet, Belgique).
Taille......	23 pouces (0,51)	0,50
à 9 mois...	32 pouces (0,76)	0,65
à 14 mois...	34 pouces (0,81)	0,72
à 6 ans.....	3 pieds 9 pouces (1,12)	1,07
à 9 ans.....	4 pieds (1.30)	1,25
à 10 ans....	4 pieds 1/2 (1,46)	1,30
à 11 ans....	4 pieds 2 pouces (1,51)	1,35

D'autres observations mentionnent la hauteur de la taille des sujets étudiés à des âges différents :

			Tepetu	Taille d'un enfant de cet âge.
Dieffenbach..	**18 mois**	**3 pieds**	**0.98**	0.75
Franc........	**28 mois**		**0.75**	0.82
Le Beau........	**3 ans**		**1.25**	0.88
Mengus	**3 ans 7 mois**		**1.15**	0.92
De Vlaccos....	**6 ans**		**1.14**	1.07
Woodruf.......	**6 ans 2 mois**		**1.18**	1.08
Cooper	**6 ans 4 mois**	**4 pieds 1 p.**	**1.33**	1.09
	(La sœur de cette enfant à 10 ans 1/2 a 1.36)			
Wladimiroff..	6 ans 1/2		1.21	1.10
Wallentin....	6 ans 1/2		1.24	1.10
Descuret.......	**8 ans**	4 pieds 5 p.	1.43	**1.19**
Stocker.........	**8 ans**		1.39	»
		(Sa sœur jumelle 1.21)		
Molitor........	8 ans		1.33	**1.19**
Rowlet......	**11 ans**	**4 pieds 7 p.**	1.48	**1.33**

On voit qu'en général la stature est plus élevée que

dans la moyenne, dès les premières années de la vie. Que devient cette différence avec les années ? Il semble qu'elle se maintient jusqu'à 9 et 11 ans (d'Outrepont, Rowlet) ; mais nous ignorons à quel moment chez ces enfants, la croissance en longueur se ralentit, et surtout nous ignorons pour chacune d'elles, les variations de la courbe de croissance, soit mensuelle, soit annuelle. Dans le cas qu'il étudie, d'Outrepont note, à la fin du 9e mois, un ralentissement qui dure 5 mois, à ce moment apparaissent 2 dents molaires ; Dieffenbach à 9 mois note une poussée subite de la croissance en même temps que la première menstruation apparaît ; Descuret à 8 ans note un arrêt de la croissance qui s'est maintenu jusqu'à 53 ans ; et dans les cas de Haller et de Blumenbach où la taille n'est pas mesurée, la croissance s'arrête à 8 ans. Ces enfants venaient d'accoucher à cet âge.

Poids. — Nous connaissons le poids d'un certain nombre d'enfants observés :

			Quetelet Poids à cet âge.
Plumb.......	A naissance	4k5	3k200
Van Derveer..	2 ans 7 mois	24.5	11.4
Bouchut.....	4 ans 2 mois (55 livres angl.)	17.3	14.3
Diamanti....	4 ans	29.5	14.230
—	6 ans	39.5	17.240
D'Outrepont.	A naissance	4	3.200
—	6 ans	27	17.240
De Vlaccos...	6 ans	22	17

			Quetelet Poids à cet âge.
Wallentin...	6 ans 1/2	28	18
Wladimiroff.	6 ans 1/2	27	18
Stocker.....	8 ans	34.750	20.760
		(Sa sœur jumelle pèse 20 k.)	
Rowlet......	11 ans	50k	27k100

Nous mettrons à part deux d'entre eux qui sont obèses.

Tilésius.....	4 ans	42k	14k230
Schoeffer...	6 ans	75	17.240

Dans les observations où il est indiqué, le poids est de beaucoup supérieur à celui des enfants du même âge. Cela ne peut nous étonner : cette augmentation du poids est due à l'accroissement considérable du corps, des organes, os, muscles, tissu adipeux, etc. Parmi les observations où le poids n'est pas noté, quelques-unes donnent assez de détails précis, pour qu'on puisse supposer dans ces cas que le poids était supérieur à la moyenne (Cooper, Dieffenbach, Comarmond, Scanzoni, Woodruff) ; les autres comparent le développement de l'enfant observé à celui d'une fille pubère sans donner plus de renseignements.

État du squelette et des membres. - Sur ce point aussi des données existent quoique peu nombreuses.

Cooper. — 6 ans 4 mois, bassin plus large que les épaules :

Epaules. 14 1/4 (0,38) d'un acromion à l'autre ;

Bassin, 17 pouces (0,47) d'une épine iliaque ant. sup. à l'autre.

Cooper. — Sa sœur âgée de 10 ans 3 mois, épaules plus larges que le bassin :

Epaules, 14 pouces 1/2 (0,39), au même niveau ;
Bassin, 13 pouces (0,35).

Stocker. — Circonférence du thorax au-dessus des mamelons :

	Sujet observé à 8 ans.....	77 c.
	Sa sœur jumelle.........	61
—	Circonférence de l'abdomen à l'ombilic :	
	Sujet..................	73 c.
	Sœur..................	52
—	Bras droit (1/3 moyen) :	
	Sujet..................	21 c.
	Sœur..................	17
—	Avant-bras droit :	
	Sujet..................	19 c. 5
	Sœur..................	16
—	Cuisse droite.	
	Sujet..................	42 c.
	Sœur..................	31
—	Jambe droite :	
	Sujet..................	28 c.
	Sœur..................	21

Mengus. — 23 mois :

Largeur biacromiale...........	0 c. 30
Circonférence du thorax sous les seins......................	0 54
Du bassin....................	0 65
Dist. des 2 ép. iliaq. ant.......	0 23

Seuvre. — Circonférence du thorax

Sujet observé à 4 ans 9 mois....	60 cent.
Sa sœur, à 10 ans 1/2...........	52 —
— Circonférence du bassin :	
Sujet observé...................	65 —
Sa sœur..........................	55 —

Woodruff. — 6 ans 2 mois :

Circonférence du thorax........	72 cent.
Bassin, distance : Des 2 épines il. ant. et sup..	21 —
— Des 2 crêtes il. en arrière...	30 —
— Des 2 trochant.	25 —

Ces mesures dépassent la moyenne, et il est surtout très intéressant, bien qu'elles soient incomplètes, de comparer les résultats obtenus par les mêmes mensurations sur une sœur jumelle ou plus âgée, comme l'indiquent quelques faits. Il est certain que ces auteurs ont été poussés à mesurer le bassin, le thorax et les membres, qui les frappaient par leurs proportions peu ordinaires, et dans les autres observations, ce développement était peut-être moins considérable. Mais on ne saurait l'affirmer de façon précise. Les auteurs mentionnent sans autres détails, l'état développé, remarquablement large, des épaules, des hanches, et l'apparence de jeune fille ou de petite femme des sujets examinés (Dieffenbach, Le Beau, Scanzoni, Van Derveer, De Vlaccos, Wladimiroff, Diamanti et Rowlet).

Le crâne parut présenter, à 3 ans, un volume anormal dans un cas (Ramon de la Sagra) ; mais 2 ans après, cette disproportion disparut, la croissance du squelette s'équilibra. Dans un autre cas (Schaeffer), on note de l'hydrocéphalie.

La *dentition* est précoce dans quelques cas, et l'évolution dentaire est indiquée.

Dans l'observation de d'Outrepont, à 14 jours, la petite fille a 4 dents ; on note, à 7 mois, 2 nouvelles incisives ; à 9 mois, elle a 8 dents et à 14 mois, 2 molaires.

Dans celle de Stocker, la première dentition apparaît normalement à 7 mois ; déjà à 8 ans, la petite fille a 6 dents de la deuxième dentition et la première grosse molaire.

Celle de Molitor, à 8 ans, a presque achevé sa deuxième dentition.

Celle de Diamanti, à un an, a achevé sa première dentition.

Dans d'autres cas (Ramon de la Sagra, Mengus), l'évolution est régulière ; à 7 ans, l'enfant de Schœffer, hydrocéphale, n'a pas commencé sa deuxième dentition.

Ces enfants ont commencé *à marcher* à 9 mois (d'Outrepont), à 1 an 1/2 (Stocker), à 13 mois (Mengus) ; les autres observations sont muettes là-dessus.

Le développement rapide des seins, des organes génitaux externes, l'apparition des poils au pubis, sur les grandes lèvres et dans les aisselles, sont signalés dans toutes les observations. C'est dès la naissance, ou dans les premiers mois, que l'attention est attirée soit sur le volume anormal des seins (Stocker. Franc, Mengus, Seuvre, Wallentin, Rowlet, d'Outrepont, Wilson, Ramon de la Sayra, Bouchut, Le Beau), sur la présence de poils au pubis (Mengus, Molitor, Schœffer, Wilson, Le Beau, De Vlaccos), ou la longueur des cheveux (Molitor, Plumb). Ces divers signes précèdent ou accompagnent l'apparition de la menstruation, et le gonflement plus considérable des seins, à ce moment, est noté dans quelques cas, même dans les premiers mois de la vie.

La *menstruation* dont nous avons donné l'époque d'apparition dans le chapitre précédent, évolue, avec quelques différences peu importantes, comme nous l'avons étudiée antérieurement. Les prodromes, la quantité de l'écoulement, la durée, le retour, ne présentent rien de nouveau à signaler.

L'évolution sexuelle de ces enfants ne nous est connue qu'en partie, et là encore, nous aurions souhaité trouver des renseignements.

L'enfant observée par Descuret, menstruée à 2 ans 1/2, mariée à 17 ans, eut 2 fausses-couches et 9 enfants, dont 2 jumeaux. Elle fut toujours réglée jusqu'à 53 ans.

Dans l'observation de Blumenbach (1), la ménopause fut au contraire prématurée ; réglée à 2 ans, cette petite fille fut enceinte à 8 ans, cessa de grandir à ce moment ; la ménopause s'établit à 25 ans. Elle vécut jusqu'à 75 ans.

(1) Blumenbach (in Gaulier), loc. citat.

Il existe d'autres faits de grossesse précoce. Ils sont assez rares, et dans presque tous, on trouve cette précocité menstruelle signalée.

Rowlet (1). — La petite fille née le 7 avril 1824, au Kentucky, est réglée à 1 an, devient enceinte en 1833, et accouche le 20 avril 1834, d'un enfant de 7 livres 3/4.

Haller (2). — L'enfant née en 1751 est menstruée à 2 ans, mise enceinte par son oncle en 1759, accouche le 5 décembre 1759, après embryotomie, d'un enfant à terme.

Une observation anonyme (3) parle d'une fille du comté de Shelley, réglée à 3 ans 1/2, qui donne naissance, à 13 ans 11 mois, à un enfant à terme, bien portant.

Schmidt (4). — Fille réglée à 2 ans, accouche à 9 ans d'une fille. « L'enfant fut arrachée par morceaux, autant par la petitesse des parties que par ignorance du chirurgien. »

Molitor. — L'enfant née le 27 octobre 1868, réglée à 4 ans, a déjà, à 8 ans, de nombreux rapports sexuels avec son cousin, âgé de 32 ans. Suppression des règles en février 1877, et expulsion le 24 juillet, d'une masse kystique du poids de 2 livres, contituée par des fausses membranes et des caillots, renfermant un embryon de 35 millim. de long et du poids de 14 à 15 gr.

(1) Rowlet. — Gaz. des Hôpitaux, 1835, n° 24.
(2) Haller. — Elém. phys. t. VII, 1765.
(3) The american Practitiones, 1876, février.
(4) Schmidt. — Journ. de med. t. XVI, p. 106, 1762.

Une autre observation (1) parle d'une fille réglée de bonne heure, qui accoucha à 9 ans, d'un gros garçon à terme.

En dehors de ces faits, très intéressants, les autres auteurs ne disent rien sur les petites filles qu'ils ont observées.

Le *développement de l'intelligence* est indiqué dans quelques cas. Dans 5 observations (Cooper, d'Outrepont, Dieffenbach, Cesarano, Franc) l'intelligence correspond à l'âge de l'enfant ; dans 1 cas (Ramon de la Sagra) elle paraît plus développée que chez les enfants du même âge ; l'esprit de l'enfant est plus sérieux, plus mûr, dans les cas de Bouchut et d'Outrepont.

(1) Journal des Savants, 29 mai 1684.

A côté de ces faits de nubilité très précoces, nous en avons trouvé quelques autres moins surprenants :

Robertson (d'après Barnes, Traité clin. des mal. des femmes, 1870), cite l'exemple d'une ouvrière dans une fabrique de coton, qui accouche à terme à 12 ans. Elle avait eu ses premières règles quelques mois avant.

Mister Smith, de Coventry (Record of obstetric. médic., vol. 1), rapporte le cas d'une fille, menstruée régulièrement à 11 ans, qui accouche, à 12 ans et 7 mois, d'un enfant à terme.

Wilson (Edimb. med. Journal, 1861), donne l'observation d'une fille, réglée à 12 ans et 6 mois, qui accouche, à 13 ans et 6 mois, d'un enfant bien développé.

Walker (American Journ. of médical Science, octobre 1846, p. 547), a pu observer une petite fille réglée à 11 ans 1/2, qui accoucha à 12 ans et 8 mois.

Taylor (Traité de méd. légale), cite l'observation d'une fille réglée à 10 ans et 2 mois, qui devint enceinte à 11 ans et 8 mois.

D'autres faits ont été observés en France, entre 12 et 14 ans.

Voir Sage, Montégut (Semaine médicale, 9 février 1898).

Magnier (Gazette médicale de Picardie, 1896).

Barbier, Une grand'mère de 20 ans (Gaz. méd. de Lyon, 1867).

Jamais on ne constate une précocité intellectuelle comparable à l'évolution de leur organisme physique.

Dans quelques observations on note un *caractère* violent, irascible qui s'explique par les moqueries des enfants de leur âge sur leur taille ou quelque particularité dévoilée de leur précocité.

Quant aux *penchants sexuels*, certains auteurs signalent leur absence : malgré le développement physique déjà considérable et l'apparition des menstrues (Cooper, d'Outrepont, Wilson, Dieffenbach), aucune d'elles ne se livre à la masturbation ; mais dans quelques cas les désirs apparaissent hâtivement ; le cas de Molitor est frappant à cet égard, et les faits de grossesse cités le prouvent bien.

D'une santé très robuste le plus souvent, elles sont d'une force remarquable et se livrent à des travaux au dessus de leur âge. Quelques affections ou anomalies *concomittantes* sont à signaler : avec le rachitisme (Susewind, Prochownick) avec l'obésité (Schæffer, Tilésius), avec l hydrocéphalie (Schæffer). Dans le cas de Diamanti des crises épileptiformes apparaissent à 8 ans, les règles se suppriment à ce moment, elles avaient duré 5 ans 1/2.

L'enfant de Wladimiroff a 6 orteils au pied gauche.

Evolution. — Peu d'observations sont continuées jusqu'à l'âge adulte. On suit l'enfant quelques années ou quelques mois seulement, ou l'enfant meurt de bonne heure.

C'est la menstruation qui attire le plus l'attention de l'observateur. Elle dure, nous l'avons vu, dans le cas de Descuret de 2 ans 1/2 à 53 ans sans irrégularité ; et n'est supprimée définitivement sans cause apparente que dans un cas (Diamanti, à 8 ans, après une durée de 6 ans) ; aussi les observations sont-elles très imparfaites. La courbe de la croissance en hauteur, largeur et poids est mal étudiée. Peu d'auteurs se sont donné la tâche assidue de poursuivre cet examen pendant de longues années.

Il faut le regretter. Un sujet présentant une anomalie d'évolution de ce genre serait intéressant à suivre, tout comme on étudie la croissance normale. Et on sait bien que l'observation continue d'un cas même isolé (à l'exemple de Buffon) donnerait de précieuses indications, supérieures peut-être à celles qui reposent sur l'étude des moyennes à un âge donné (1). Cependant, un fait, signalé par la plupart des auteurs est à retenir. C'est dès la naissance ou peu après que le développement du corps attire l'attention. La menstruation est précoce, dans un organisme prématurément développé. Et dans un ordre et à des époques variables, s'échelonnent les divers attributs de la puberté. Ils n'apparaissent pas toujours avec la première menstruation. Ils la suivent dans quelques cas. Et la croissance en hauteur subit à ce moment quelques variations. Nous avons indiqué plus haut cette influence réciproque de la menstruation et de la crois-

(1) Voir : de Varigny, Dict. de physiologie (croissance 1901) ; Dally, Taille (Dict. encycl. des sc. méd.) ; Topinard, Elém. d'anthrop. générale, 1885 ; Saint-Yves Ménard, La croissance chez les animaux et chez l'homme, 1894.

sance, d'après quelques faits : dans le cas de d'Outrepont, les règles ont apparu à 9 mois, et la croissance du poids et de la taille continue jusqu'à 11 ans où l'enfant meurt. Descuret note un arrêt de la croissance à 8 ans, la menstruation avait commencé à 2 ans 1/2. Dans les cas de Haller et de Blumenbach, l'arrêt à 8 ans, coïncide avec la grossesse. Et à côté de ces faits Dieffenbach signale une poussée subite de la taille et du développement général au moment de l'établissement des règles à 9 mois.

Quelques observations sont suivies jusqu'à la mort due à une cause inconnue (Tilesius, Schœffer, Campbell) à une tuberculisation générale (Prochownich) ; à une suette miliaire (d'Outrepont à 12 ans). Nous possédons 4 autopsies.

Tilesius. — Mort à 4 ans ; cœur et poumons de petit volume ; au-dessus du rein gauche on trouve une excroissance de la grosseur d'un œuf d'oie qui est considérée comme une dégénérescence de la capsule surrénale ; les ovaires et l'utérus sont de dimensions notables et remarquablement développés pour un sujet de cet âge. Vagin de consistance ferme comme chez une adulte.

Schœffer. — Mort à 8 ans 1/2 ; développement adipeux colossal ; énorme hydrocéphalie.

Le cerveau est transformé en un sac membraneux. Le cervelet et le bulbe ont conservé leur intégrité. L'utérus est aussi volumineux que chez une fille de 20 ans. La portion vaginale est plus épaisse que dans l'état virginal. L'orifice du col arrondi, les ovaires semblables à ceux d'un adulte. Le cœur petit, les cartilages costaux mous.

Campbell. — Mort à 4 ans ; on note un développement extraordinaire des glandes génitales en longueur et en grosseur. Pas de mensuration. Pas d'examen microscopique.

Prochownick. — La dernière est la plus intéressante par l'examen microscopique. C'est, parmi nos observations, le seul cas de puberté prématurée où l'on a trouvé les signes d'une évolution précoce. Nous la reproduirons presque entièrement.

Enfant rachitique, réglée au début de la deuxième année, morte à 3 ans.

A l'autopsie, l'enfant est grande pour son âge, amaigrie, les cheveux blonds, thorax et extrémités rachitiques, seins assez volumineux, développement pileux dans les aisselles, sur le pubis et les grandes lèvres. Ces dernières sont plus développées que chez un enfant de son âge, la vulve est de couleur rouge-bleuâtre, l'hymen intact.

La plupart des organes sont infiltrés de tubercules.

Les poumons et le péritoine sont affectés à un haut degré ; le foie, l'épiploon, les reins, la rate à un degré moindre.

Organes génitaux : Vagin livide, plissé, de 5 centimètres de longueur, longeur totale de l'utérus 4 cent. (d'après Henning la longueur moyenne à 3 ans est de 2.4). Col de l'utérus 2 cent. Corps 2 cent. Epaisseur de la paroi à l'orifice interne 0,5 cent. Au fond 0,6, au milieu du col 04. Distance entre les 2 orifices tubaires au fond : 1 cent. Utérus dur et ferme,

	Long.	haut.	épaisseur
Ovaire droit.	2 cent.	1.3,	0.3
— gauche.	— 3.5	— 1,5	— 0,25
D'ap. Waldeyer ovaire à 2 ans 1/2	1,5	— 0,4 à 0,5	— 0,5

Ces ovaires longs, larges, mais aplatis, montrent une série d'anfractuosités et de fissures cicatricielles à leur surface, et ressemblent aux ovaires d'une femme adulte. On trouve sur chacun d'eux un tubercule. En disséquant l'ovaire gauche, on découvre, à son côté interne, en face de l'utérus, une cavité du volume d'un gros pois, remplie de sérosité sanguinolente, visible déjà à l'extérieur par sa couleur bleuâtre et sa consistance molle ; les parois sont couvertes d'un fin réseau capillaire ; elle a l'apparence typique d'un follicule récemment ouvert, au 1er degré de sa transformation en corps jaune. A quelques millimètres de distance se trouve une cavité plus petite d'un jaune rouge sans contenu. Une excavation analogue se trouve sur l'ovaire droit.

L'activité ovulaire de ces organes, déjà évidente par ces observations, fut confirmée par l'examen microscopique.

Au dessous d'une couche épithéliale, ténue, intacte sur toute la surface, s'étend une mince membrane albuginée ; puis au dessous une zone de jeunes follicules. Ces follicules sont distincts les uns des autres comme chez la femme pubère. Nulle part ils ne forment des groupes ou des rubans perlés, tous sont isolés, séparés par le stroma interstitiel, l'œuf a son épithélium, et ses parois sont nettement formées.

Cette zone folliculaire subit de nombreuses interruptions. Il y a d'abord des amas pigmentaires et granuleux d'épaisseur variable qui partent de la tunique albuginée, l'étirent en dedans et atteignent parfois les couches les plus profondes du stroma (cicatr. d'extravasation). On rencontre en outre des cicatrices de corps jaunes sous la forme de ce qu'on appelle les corpora albicantia auxquelles se rattachent les nombreuses plicatures des parois de l'ovaire, et dans l'intervalle desquelles un fort grossissement fait découvrir des amas de granulations. Plus près du hile de l'ovaire se trouve une série de follicules plus volumineux, les uns doubles, les autres triples du volume des premiers. De là s'étend le stroma vasculaire et connectif qui renferme encore quelques follicules disséminés. Ce stroma ne présente pas la richesse vasculaire de celui d'un ovaire de femme adulte, mais il dépasse de beaucoup en vascularisation l'ovaire de l'enfant. Il ne peut donc y avoir aucun doute sur l'existence déjà avancée d'une activité ovulaire de ces organes.

Diagnostic. — Le diagnostic de la menstruation se fera comme nous l'avons vu au chapitre précédent. Marjolin (1), Schwartz (2) ; et Rein d'après Comby (3) ont vu des cas de tumeur maligne des ovaires chez des enfants, s'accompagnant d'hypertrophie des mamelles et de développement des organes génitaux avec des hémorrhagies par la vulve, irrégulières ; et à côté des causes que nous avons énumérées d'écoulement sanguin vulvaire, il faudra penser à la possibilité d'un cas de ce genre. Mais la régularité de l'écoulement,

(1) Marjolin. — Bull. Soc. de Chirurgie, 1861, p. 667.
(2) Schwartz. — Arch. für Gynœkolog, v. XIII, p. 475, 1878.
(3) Comby. — Loc citato.

l'état général de l'enfant permettront le diagnostic. Dans les cas difficiles et rares, le palper abdominal combiné au toucher vaginal, rendra de grands services. Dans un cas, Mengus a pratiqué le cathétérisme et le toucher vaginal, exploration que facilita la largeur du vagin, sa dilatabilité, et la division de l'hymen en languettes.

Quant au développement précoce, nous verrons qu'on a pu poser ce diagnostic quand il s'agit de la puberté précoce chez l'homme avec le gigantisme, et la polysarcie. Il n'en est pas de même pour la femme ; ou la taille, et le développement de corps, n'atteint jamais des proportions aussi considérables. L'influence du sexe persiste chez nos enfants précoces ; il est assez intéressant de le constater.

Etiologie. — Nos observations ont été recueillies en divers pays, où les races et les climats sont très différents. En Allemagne 9 cas ; France 4 ; Angleterre, Amérique, Italie, 3 cas dans chacun d'eux ; et 1 cas dans chacun des pays suivants Suisse, Espagne, Grèce, Russie, Autriche, Nouvelle-Orléans, Havane ; et chez une négresse.

La plupart de ces enfants appartiennent à la classe pauvre : quelques-uns sont promenés de ville en ville dans les académies savantes ou les foires, surtout lorsqu'ils sont atteints de polysarcie, comme objets de curiosité.

On a cru trouver dans certains cas (Kussmaul) (1)

(1) Kussmaul. Loc. citato.

comme cause déterminante de la puberté précoce le coït chez les jeunes filles. On cite partout comme preuve de cette influence la précocité des jeunes Hindoues qui se marient avant la première menstruation, tandis que les femmes du Dekan vivant sous la même latitude, mais qui se marient après la première menstruction (Roberton), sont moins précoces. Et Kusmaul ajoute deux faits observés en Allemagne (1) : Dans le premier cas, une fille de 9 ans non réglée, devint enceinte après des rapports avec un jeune garçon de 13 ans. Elle avorta à 3 mois 1/2, et la 1re menstruation apparut 2 mois après l'avortement ; les seins, la taille, les poils se développèrent à ce moment.

Dans le deuxième, une jeune fille de 13 ans, non réglée, accouche au 7e mois d'un enfant vivant mort au bout de 24 heures, et la première menstruation avec développement général du corps apparaît 3 mois après l'accouchement.

Ces deux cas s'ajoutent aux faits connus d'ovulation sans menstruation ; et nous ne prétendons pas que le coït chez ces enfants n'a pas déterminé chez eux cette puberté précoce. Mais dans tous les faits que nous avons cités, la menstruation et la puberté se sont établies bien avant les rapprochements sexuels. Dans aucun d'eux on ne signale que l'enfant se livre à la masturbation.

Affections et anomalies antérieures ou concomit-

(1) Mende Beobacht and Bemerk ans der Geburtshülfe Gottingen, 1816.

tantes. — Nous rappellerons que l'on a observé le rachitisme dans 2 cas, ainsi que l'obésité ; et dans un cas l'hydrocéphalie. Il est regrettable que les auteurs n'indiquent pas à quel moment les premiers signes de ces affections se sont montrés et quelles relations chronologiques ils ont eu avec l'établissement de la puberté.

Dans le cas de Diamanti, la menstruation s'établit à 2 ans 1/2, le développement du corps et les signes secondaires de la puberté apparaissent, l'écoulement persiste jusqu'à 8 ans, est supprimé à ce moment, et depuis lors chaque mois des crises épileptiformes apparaissent qui se rapprochent d'après l'auteur qui cesse son observation 2 mois après.

A la naissance, l'enfant de Wladimiroff a 6 orteils au pied gauche.

La *taille* des parents et *leur constitution* n'est pas indiquée. Deux auteurs seulement en font mention. Les parents sont bien portants dit Stocker, et sont d'une taille plus qu'ordinaire d'après d'Outrepont.

Puberté précoce chez la mère, les sœurs ou les frères.

Il n'y a pas de cas parmi les observations que nous avons recueillies de précocité de la menstruation ou de la puberté chez la mère. Beaucoup d'observateurs n'interrogent pas sur ces points.

La mère fut réglée à 17 ans (Molitor), à 18 ans (Stocker), à 14 ans (Seuvre, de Vlaccos) ; il n'y a pas de précocité dans la famille (cas de Rowlet, Campbell).

De même pour les sœurs ou frères des enfants observés :

Cooper : Sœur à 17 ans pas réglée (l'enfant étudiée est réglée à 3 ans) ;

Seuvre : Sœur à 10 1/2 pas réglée et moins développée (l'enfant étudiée, est réglée à 4 ans et 7 mois) ;

Stocker : Sa sœur jumelle, n'est pas réglée, est moins développée (l'enfant étudiée est réglée à 1 an 1/2) ;

Mengrs : Le frère de la petite fille observée réalise le type le plus achevé du crétinisme.

Ces deux derniers faits sont intéressants, on pourra les rapprocher des idées dont nous parlerons plus loin.

Enfin, il existe un fait assez curieux dans toutes ces observations : c'est l'existence fréquente d'une fécondité remarquable chez la mère ; avec gemellité dans quelques cas. Très rarement, sauf dans les observations de Molitor et van Derwer, l'enfant est unique dans la famille. Et très rarement aussi l'enfant à puberté précoce est l'aînée de la famille. Il y a souvent dans la famille prédominance des filles.

Cas de Stocker. — La mère a eu 11 enfants : un prématuré ; à sa 3e grossesse elle a 3 enfants du sexe masculin ; à sa sixième grossesse elle a 2 jumelles dont l'une est le sujet de l'observation et qui est la 8e enfant de la famille car elle naquit avant sa sœur jumelle.

Cas de Rowlet. — La mère a eu 15 enfants ; le sujet observé est le 15e.

Cas de Descuret. — La mère a eu 2 fausses-couches, 9 enfants dont 2 jumeaux. L'enfant observée, réglée à 30 mois est toujours réglée à 53 ans. Elle a eu deux fausses-couches à son tour et 8 enfants dont 2 jumeaux à l'avant-dernier accouchement.

Cas de Seuvre. — La mère a 6 enfants dont 2 filles, le sujet observé est le 6e.

Cas de Schæffer. — La mère a 7 enfants, le sujet observé est le 7e.

Cas de Ramon de la Sagra. — La mère a six enfants, le sujet observé est le 6e.

Cas d'Outrepont. — La mère a sept enfants, elle a eu deux fois des accouchements gemellaires ; l'enfant observé est le 4e de la famille.

Cas de Bouchut. — La mère a 6 enfants dont 4 filles ; l'enfant observé est la 4e fille.

Cas de Cooper. — La mère a deux filles ; l'enfant observée est la 2e.

Cas de Campbell. — La mère a 4 filles ; l'enfant observée est la 4e.

Cas de Woodruff. — La mère a six filles ; l'enfant observée est la 6e,

Il est à regretter, comme nous l'avons dit dans le chapitre précédent, que nous n'ayons pas dans toutes ces observations des renseignements suffisants.

Et nous arrivons encore à la même conclusion que pour la menstruation précoce isolée. Ici nous avons saisi en quelque sorte sur le fait cette rapidité d'évolution qui caractérise en somme la précocité. Nous avons vu le travail ovulatoire se faire plus tôt que dans la normale. Le développement et la maturation des follicules de de Graaf (1), se sont effectués plus vite. Et si nous devons avec Waldeyer « rechercher l'origine première des œufs non dans l'ovaire, mais remontrer plus loin aux premiers temps du développement de l'embryon » ; c'est à partir de ce moment où les œufs sont formés, que leur évolution prend une allure accélérée, pusqu'ils peuvent être développés déjà à la naissance ou peu après. L'apparition précoce de cette fonction retentit par corrélation sur l'ensemble de l'organisme.

Il s'agit donc toujours d'une anomalie congénitale. Les influences extérieures auront sans doute le même coefficient d'action que sur les autres enfants qui les subissent comme nos précoces, mais chez ces derniers l'impulsion hâtive vient d'ailleurs.

(1) Voir Rouget. — Recherches sur org. erect de la femme, dans ses rapports avec l'ovulation.
Dict. des sc. méd. Ovaire.

Puberté précoce chez l'homme

L'histoire de la puberté précoce chez l'homme est plus imparfaite encore que chez la femme. De tous temps on a observé des enfants dont le développement physique, paraissait extraordinaire pour leur âge. On voyait chez eux la taille grandir de bonne heure, la voix devenir plus grave, les poils apparaître au menton et aux organes génitaux qui grossissaient beaucoup, et parfois la sécrétion séminale s'établir. Mais les observations peu nombreuses, sont rarement bien étudiées. Elles ne donnent pas toujours des renseignements suffisants sur l'état de cette sécrétion, et ce n'est que de nos jours qu'on a essayé de fixer par l'examen microscopique le début de la spermatogenèse chez l'homme. Quelquefois, il est vrai, des cas de grossesse provoquées par ces enfants à puberté précoce nous renseignent autant qu'un examen ; mais ces exemples pris dans des recueils de médecine légale sont alors trés écourtés et la description de l'état physique de l'enfant, de son évolution, nous manque entièrement. Quant aux observations qui existent, on s'explique assez bien leur petit nombre et leurs lacunes. On n'a pas chez l'homme le signe qui attire l'attention et provoque l'inquiétude des parents. Et bien des faits de puberté précoce ont dû passer inaperçus. Les plus remarquables seuls ont excité la curiosité à diverses époques.

Pline (1) cite deux cas différents. Il raconte qu'Euthimenes eut à Salamine un fils qui dans les trois premières années de sa vie grandit de 3 coudées. Il était lent et pesant dans sa démarche, la voix grave et forte, et offrait tous les signes de la puberté. Il mourut à trois ans de convulsions. Pline a observé à son tour un cas analogue, dit-il, mais l'enfant n'était pas pubère. D'après lui, les Grecs avaient déjà observé de pareils faits, et ils appelaient ces enfants εκτραπελοι. Craterus (2), frère du roi Antigonus, fait mention d'un « individu qui fut enfant, adolescent, homme fait et devint père dans l'espace de 7 ans. » Cette observation est-elle authentique ? A. Paré (3) raconte d'après Saint-Augustin (Part, 2, épistre 63) « qu'un garçon de l'aage de dix ans, qui continuoit à coucher avec sa nourrice, l'engrossa. » Geoffroy Saint-Hilaire (4) rapporte quelques faits observés à son époque, et attirant surtout l'attention sur la distinction à établir entre l'accroissement et le développement, montre que chez les géants, il y a accroissement continu de la taille sans développement des organes, tandis que chez les

(1) Pline. — Hist. nat, Lib. VII, chap. XVI.
(2) In Phlegon. De mirabili, cap. XXXII.
(3) A. Paré. — Œuvres, cap. XXXVI, lib. 24, 1585.
(4) G. Saint-Hilaire. Loc. cit.

enfants précoces, l'accroissement de la taille est ralenti par l'apparition de cette fonction nouvelle, la puberté.

On trouve aussi quelques faits observés en Angleterre dans un article curieux de Palois (1) de Planque (Bibliothèque), dans les traités de médecine légale de Taylor (2), et d'Hoffmann (3) et dans les ouvrages relatifs à la puberté de Raciborsky (4), de Pichon (5), de Châtillon (6) et les thèses de Bierent (7) et de Leprince (8). Nous avons pu grouper ainsi un certain nombre d'observations peu considérable il est vrai, car les auteurs se transmettent des uns aux autres quelques exemples, toujours les mêmes, souvent résumés. Autant que nous l'avons pu, nous sommes remontés à la source première pour faire une description d'ensemble. Comme pour la puberté précoce chez la femme, nous étudierons successivement les diverses parties de ce développement prématuré.

Taille. — Dans quelques observations la taille est indiquée :

(1) Palois — Journal de la Soc. acad. de méd. de la Loire-Inférieure, Nantes, 1830.

(2) Taylor. — Traité de méd. légale.

(3) Hoffmann. — Nouv. Elem. de méd. légale, trad. franç., 1881.

(4) Raciborsky. — De la puberté chez l'homme et la femme, 1844.

(5) Pichon. — De la puberté chez l'homme, 1815.

(6) Châtillon. — De la puberté chez l'homme, 1857.

(7) Bierent. — Thèse de Lille, De la puberté.

(8) Leprince. — Th. de Paris, Début de la Spermatogenèse chez l'homme, 1899.

					ap. Quetelet sujet de cet âge (en Belgique)
Planque..........		14 mois;	4 pieds	(1^{m})	0,75
White...........	2 ans		3 pieds 2 p.	($1^{m}0$[illegible])	0,79
South............	3 ans		3 pieds 7 p.	($1^{m}15$)	0,85
Dupuytren........	3 ans	3 mois,	39 p.	($0^{m}97$)	0,86
—	3 ans	7 mois,	42 p.	($1^{m}05$)	0,88
Breschet..........	3 ans		3 pieds 3 p.	($1^{m}25$)	0,85
Presle-Duplessis.	3 ans	1 mois,	3 pieds 3 p.	($1^{m}03$)	0,85
Gerberon.........	3 ans 1/2		3 pieds	($0^{m}97$)	0,87
Sauvages..........	5 ans		4 pieds 3 p.	($1^{m}37$)	0,98
—	6 ans	5 mois,	5 pieds	($1^{m}61$)	1,03
Jaccout...........	6 ans		5 pieds	($1^{m}61$)	1,03
Fournier..........	10 ans		4 pieds 5 p.	(1^{m})	1,24
Fages de Cazelles.	4 ans			($1^{m}37$)	0,91

Dans presque tous les cas, la taille est beaucoup plus élevée que dans la moyenne, et les observateurs qui ne l'ont pas mesurée (observ. de Campbell, Ruelle de Cambrai. obst. anonyme tirée de l'Hist. de l'Acad.) notent que la taille de leurs sujets est beaucoup plus élevée que chez les enfants de leur âge. A 3 ans le sujet de Ruelle est de la taille d'un enfant de 8 ans, à 14 ans celui de Campbell, qu'il étudia de 4 ans à 14 ans, a la taille d'un adulte ; et dans l'observation anonyme l'enfant, à 7 ans, a la « taille d'un homme fait ».

Comme pour les filles, nous n'avons que des indications sur la taille à un moment donné ; l'évolution de leur courbe de croissance n'est pas suivie ; l'auteur cesse son observation de bonne heure. Il est regrettable que Campbell dont l'attention fut attirée pendant 10 ans sur le même enfant n'ait pas pris de mensurations régulières de la taille et du poids. L'observation anonyme nous indique que l'enfant cessa de grandir à 7 ans, les autres sont muettes sur ce point. L'enfant de Sauvages entre 5 et 6 ans semble grandir à vue d'œil.

Poids. — Dans les observations les plus complètes on a pesé les enfants :

		Poids d'un enfant de cet âge Quetelet (Belgique)
White, 2 ans	23k5	11k34
South, 3 ans	32	12 47
Breschet, 3 ans	24	12 47
Presle-Duplessis, 3 ans 1 mois	24 5	12 47
Dupuytren, 3 ans 3 mois	25	12 6
— 3 ans 7 mois	27 5	12 7
Fages de Cazelles, 4 ans	20	14 93

La haute taille signalée dans les autres observations et l'aspect robuste et fort de tous les enfants étudiés, nous font penser que, s'ils avaient été pesés dans tous les cas, on aurait trouvé des différences considérables avec la moyenne.

Développement du squelette, du tronc. — Sur ce point toutes les observations sont unanimes. Ces enfants ont de très bonne heure un développement considérable de tout le corps. Le cou volumineux, le cartilage thyroïde saillant, la poitrine développée, les muscles bien dessinés sous la peau, les cuisses, les jambes très vigoureuses, « l'allure athlétique » dans quelques cas. On a pris quelques mensurations

Withe, 2 ans.

Circonfér. du thorax sous les mamelons	24 pouces (0,60)
Distance des 2 cavités glénoïdes en avant	12 p. (0,30)
Long. du grand trochanter à la malléole	17 p. 1/2 (0,43)
Circonfér. de la cuisse à mi-cuisse	13 p. 1/2 (0,38)
— du mollet à mi-mollet	13 p. (0,32)

South, 3 ans :

Circonf. du cou au niveau du cartil. thyroïde	1 pied 1/2 p. (0,33)
Circ. du thorax sous-mamelon	2 p. 1 p. (0,67)
Circonf. de l'abdomen à l'ombilic	2 p. 3 p. (0,72)
Dist. des 2 épines iliaq. ant. sup.	1 p. 2 1/2 p. (0,40)
Circonf. à mi-cuisse	1 p. 2 p. (0,38)
Circonf. à mi-mollet	9 p. (0,22)

Développement des organes génitaux. — Ce sont ces organes qui appellent le plus l'attention des observateurs. A des âges variables suivant les cas, la verge, les testicules et les bourses se développent.

Fournier à 3 ans : les testicules et la verge sont très volumineux ; à 7 ans le sujet doit porter un suspensoir. Dans l'observation anonyme, à 4 ans, les testicules et la verge sont très développés. Campbell à 2 ans : les testicules, la verge ont un volume remarquable et n'ont pas augmenté de 2 ans à 14 ans. Jaccout à 3 ans 1/2.

Ruelle : la verge en érection à 3 ans et 4 mois mesure 9 cent. de longueur.

White : à 2 ans, les bourses et les testicules volumineux :

Penis pendens...............	7 cent. 5
— érectus.................	12 cent.
Circonf. du pén. en érection...	10 cent.

Breschet à 3 ans :

Penis pendens........	9 cent. 6 de long
— érectus.........	13 cent. 5 —

Presle-Duplessis à 3 ans 1 mois le penis a 3 pouces (7 cent. 5) de long au repos, 11 cent. 5 en érection.

South. — 3 ans.

Penis pendens, long...........	7 cent. 5
Circonfér.....................	7 — 8
Penis erectus, long............	15 —
Circonfér.....................	10 —

Chez presque tous, les poils apparaissent au pubis, sur le scrotum, dans les aisselles en même temps que les organes génitaux augmentent de volume. Le sujet de Campbell se rase à 14 ans depuis plusieurs années ; le cas de Fournier et de l'observation anonyme à 7 ans, et celui de Sauvages a de la barbe à 5 ans.

Chez tous la voix est grave et forte, la démarche assurée et les forces considérables. Quelques auteurs énumèrent des objets de poids divers, et toujours assez considérable qu'ils peuvent porter pendant longtemps,

La plupart de ces enfants aiment les jeux de force violents, la lutte, la course, le pugilat et prennent dans leurs ébats des poses d'athlète.

Le *développement de la tête* « paraît considérable » dans le cas de Fournier, sans que l'auteur nous donne d'autres indications. C'est le seul cas où il en soit parlé. L'évolution *de la dentition* est notée dans quelques observations et est parfois très précoce comme nous l'avons déjà vu chez la petite fille précoce.

L'enfant de White à 7 mois a 2 incisives supérieures, et de 7 mois à 9 mois toutes les dents de la 1re dentition apparaissent. — Celui de South à 1 an, a 10 dents. — de Dupuytren à 3 ans a 20 dents ainsi que le cas de Ruelle et de Bresley-Duplessis. La précocité d'éruption et d'évolution est très nette dans le cas de Breschet : à 3 mois la 1re incisive apparaît, à 4 mois, l'enfant a 7 dents, à 1 an il en a 20.

L'enfant commence à *marcher* à 6 mois dans l'observation anonyme, a un an dans le cas de White et de South.

Caractère. Intelligence. — Quelques-uns sont très violents, irascibles, emportés (South, Fournier, Ruelle) et d'autres très doux (Sauvages, White).

Leur intelligence ne dépasse pas celle des enfants de leur âge. L'enfant de South est curieux, intelligent a une mémoire très bonne, sans être très remarquable ; ceux de Dupuytren et de Breschet ont une intelligence et un jugement de leur âge, celui de Fournier n'est pas intelligent et a une physionomie peu expressive, seul, celui de Ruelle paraît plus intelligent que la moyenne.

Fonctions digestives et sexuelles. — Sur les fonctions digestives, il y a un accord parfait entre tous les auteurs. Tous s'étonnent de l'appétit énorme, de la voracité surprenante qu'ils manifestent.

Dans une seule observation (Ruelle) il est nettement indiqué que l'enfant se livre à la masturbation 5 a 6 fois par jour ; les autres observateurs qui ont presque tous fixé leur attention sur ce point, ne signalent rien de semblable. Et cependant beaucoup de ces enfants entrent en érection avec une grande facilité. Celui de Ruelle surtout, à 3 ans, entre en érection au moindre attouchement, et éjacule dès que sa mère ou sa sœur le mettent sur leurs genoux ; celui de Breschet a trois ans, devant les petites filles qu'il recherche, est transformé subitement, « toute sa personne est animée, inquiète, il cherche à porter les mains sur les organes des enfants de sexe différent » ; celui de Fages de Cazelles à 4 ans, entre en érection devant les femmes qu'il recherche ardemment.

Quelques-uns ont des pollutions nocturnes. Breschet à 3 ans, Campbell à 4 ans, le liquide a l'aspect du sperme, mais aucun examen microscopique n'a été fait ; de même pour celui de Ruelle et de South à 1 an. Dans ce dernier cas bien observé, la mère s'en aperçoit un jour, en remarquant les taches de sa chemise le matin, et les pollutions s'accompagnent le lendemain d'un état d'abattement, de faiblesse et de pâleur. Elles surviennent surtout la nuit, l'enfant est réveillé et pousse des cris ; elles se produisent surtout « quand on lui a donné plus de bière ou de porter que d'ordinaire, ou quand il va en ville dans la journée. »

Nous connaissons d'autre part (Klose) un cas de grossesse due à un enfant de 9 ans ; et un autre (Hoffmann) due à un enfant de 14 ans. Cet auteur a trouvé à 14 ans, chez un enfant mort de méningite purulente, des spermatozoïdes dans les testicules et les vésicules séminales, fait qui ne serait pas surprenant puisque Leprince qui fixe le début moyen de la spermatogénèse chez l'homme entre 14 et 15 ans, a trouvé à 13 ans 1/2 des spermatozoïdes dans un seul cas, et dans 5 cas à 14 1/2 sur un grand nombre d'observations. Il y a cependant tout lieu de penser que le liquide des pollutions éjaculé par quelques enfants était du liquide spermatique. Il est regrettable que l'examen microscopique ne vienne pas lever tous les doutes, comme pour l'ovulation précoce, et nous permettre de reculer plus encore le début possible de la spermatogénèse chez l'homme. Nous ne pouvons avoir là-dessus que des présomptions, sauf pour le cas de Klose.

Affections concomittantes. — Nous ne trouvons pas de maladies signalées dans les observations que nous avons étudiées ; et aucune autre anomalie.

Evolution. — Comme pour la puberté précoce, chez la femme, c'est dès la naissance ou à peu près que les premiers signes de ce développement apparaissent. Dès la naissance on remarque (White, South) de léveloppement des poils, des cheveux, et des organes génitaux, l'enfant se développe très vite, la taille et le poids dépassent ceux des enfants de son âge et de ses frères plus âgés que lui ; et bientôt le développement des organes génitaux est très considérable à 1 an (White, South), à 15 mois (Campbell), à 22 mois (Dupuytren), à 4 ans (Obs. anonyme), et les signes secondaires de la puberté sont plus manifestes encore.

Comme ponr la précocité chez la femme, la courbe de cet accroissement si rapide, le gain annuel, sa durée, ainsi que la vie sexuelle de ces enfants nous est inconnue. Les auteurs ont publié un fait curieux mais l'ont mal observé souvent et presque jamais n'ont suivi longtemps ces enfants. Nous n'avons aucune histoire de leur vie jusqu'à l'âge adulte. Pas de morts dans les observations étudiées.

Diagnostic. — Geoffroy Saint-Hilaire l'a bien établi avec le gigantisme, et sa distinction est encore acceptable. Il semblerait toutefois (1) que les géants manifestent plus tard que les enfants étudiés les phénomènes d'accroissement énorme qui les caractérise. Chez les premiers ce trouble de la croissance se manifeste surtout chez un adolescent qui peut grandir encore. Ici, c'est dans les premières années. Et de plus c'est le développement sexuel qui attire surtout l'attention, alors que la pénurie sexuelle des géants est bien connue (peu de volume et d'activité

(1) Voir Brissaud. — Gigantisme et acromégalie, Journal de med. et de chirurgie pratique, 1895.

de leurs organes sexuels, peu de développement des poils, etc.).

Etiologie. — Nationalité. Nous avons trouvé 3 cas observés en Angleterre, 3 en Allemagne, 10 en France.

Classe. Les faits ont été surtout observés dans la classe pauvre.

Alimentation. La plupart nourris au sein. Dans le cas de Ruelle l'enfant ne peut être nourri au sein qu'à 6 semaines ; plusieurs d'entre eux furent sevrés à 11 et 12 mois (Breschet, South, Withe). Presque tous les auteurs parlent de la voracité des enfants qu'ils étudient mais ne donnent pas d'indication sur leur nourriture. Breschet dit que son enfant mange 3 livres d'aliments solides, 2 livres de liquides par jour à 3 ans, et Dupuytren qu'il mange comme un adulte bien portant.

Excitations sexuelles. — Nous savons que l'instinct sexuel paraît se manifester de bonne heure dans la plupart des cas observés ; comme l'indiquent l'érection facile, le désir d'approcher les petites filles, et les cas de grossesse cités ; mais sauf le cas de Ruelle aucun d'eux ne se livre à la masturbation.

Taille et fécondité des parents. — Le père et la mère sont le plus souvent de taille moyenne. (White), la mère de constitution délicate ; (Breschet), la mère de faible complexion ; (Dupuytren), la mère anémiée était dans un état d'aménorrhée depuis 5 mois quant elle le conçut ; dans le cas de South le père est grand, la mère petite.

Dans un cas, le père (Breschet) fut pubère à 14 ans, la mère à 15.

Dans le cas de White la mère a 10 enfants, le cas observé est le neuvième enfant.

Dans le cas de South la mère a 4 enfants, le cas observé est le troisième enfant.

Dans aucun cas on n'a observé de précocité chez les frères ou sœurs, ni de développement anormal de la taille. Les autres observations ne disent rien sur le nombre des enfants, ni sur leur sexe.

Et comme conclusion générale, le fait constaté déjà à plusieurs reprises nous apparaît encore. Une fonction s'installe avant l'âge ordinaire et nous devons penser, pour les raisons déjà données, que cette accélération doit trouver sa cause dans la vie embryonnaire. Les organes dont nous venons d'étudier l'entrée en scène dans la vie de l'enfant, mettent un temps variable à partir de leur formation pour se développer complètement et fonctionner. Ce temps de repos apparent est en réalité rempli par une activité profonde et silencieuse. Elle commence dans la vie intra-utérine. et se continue après la naissance. Prenons par exemple (1) la dentition. C'est du 2e au 4e mois de la vie fœtale qu'apparaissent les follicules dentaires et les germes qu'ils contiennent. Cet appareil embryonnaire cependant, ne livrera chacune des dents au dehors, que lorsque sa constitution sera complètement achevée. Le temps

(1) Voir Prenant. — Eléments et Embryologie : IIe partie Organogénie.

nécessaire à ce développement varie suivant les dents.

La première incisive centrale inférieure, qui apparaît 6 mois après la naissance, a son follicule déjà visible chez un embryon de 65 jours (1). Il faudra donc environ 13 mois pour la formation de cette dent si elle apparaît à une époque normale. Et cependant nous avons vu des cas d'éruption à la naissance ou peu après. Il y a bien alors, comme une condensation du travail et du temps nécessaires et une accélération considérable de ce développement. C'est pendant la vie intra-utérine que se produit cette évolution rapide, cette anomalie que nous appelons précocité. Nous pensons qu'il en est de même pour les autres cas.

Comment l'expliquer, c'est ce que nous nous demanderons après l'étude de la précocité intellectuelle que nous allons entreprendre.

(1) Magitot.

CHAPITRE II

De la Précocité Intellectuelle

Dans l'étude de la précocité intellectuelle, nous bornerons nos recherches à quatre groupes de précoces, les peintres, les musiciens, les mathématiciens et calculateurs et les encyclopédistes.

Les peintres précoces. — Il existe des cas assez nombreux de précocité ; mais les renseignement manquent de précision. Nous ne rapporterons que les moins vagues. On verra qu'ils le sont encore beaucoup.

Tout le monde connait l'anecdote de la chèvre de Giotto. Celui-çi, à l'âge de dix ans, dessinait une chèvre sur une pierre lisse avec la pointe d'un caillou. Cimabué vint à passer et l'emmena à Florence où il fit ses études.

Les parents de Michel-Ange ne voulaient pas que leur fils prit la carrière d'artiste. Ils le punissaient lorsqu'il couvrait de dessins les meubles et les murs (1). Quand il eut treize ans, on dût le laisser entrer dans l'atelier de Ghirlandago où il devint bientôt d'une grande habileté (2).

(1) Orison Sweet Marden. — Pushing to the front.
(2) L. Arreat. — Psychologie du peintre, Paris 1892.

A l'âge de neuf ans, Lucas de Leyde gravait déjà d'après ses propres dessins (1). Au même âge, Gerard Ter Borch donne ces premières compositions. Entre dix et treize ans (1628-1631), il produit une longue série de dessins, que l'on a conservés, et qui sont exécutés avec une grande sûreté (2).

Mme Vigié-Lebrun, dans ses Souvenirs, dit que de six à onze ans, elle passait tout son temps à dessiner (3). A huit ans, Greuze a déjà beaucoup dessiné. A l'école, Baudry montait sur les tables pour calquer les gravures accrochées aux murs. Thomas Lawrence, dessina dès qu'il sut marcher (4). A cinq ans, H. Regnault dessine de mémoire les animaux qu'il a vus au Jardin des Plantes. Au collège, il suit l'explication des textes en dessinant les batailles décrites dans le livre (5).

Pour être plus complets, sinon plus précis, nous pourrions citer beaucoup d'autres peintres. A beaucoup d'égards les plus grands, Mantegna, Dürer, Rubens, Jordaens, Van Dyck, Rembrandt, Delacroix, Th. Rousseau, Bastien-Lepage ont été, au dire de leurs biographes, d'une grande précocité.

Les musiciens précoces. — Les cas de précocité sont encore plus fréquents chez les musiciens. Nous ne citerons que les plus caractéristiques et les plus sûrs (6).

(1) L. Arréat. — Loc. citat., p. 39.

(2) Eugène-Michel. — Gazette des Beaux-Arts, 2e série, XXXIV, 1886.

(3) Gazette des Beaux-Arts, 2e série, XXXIII. 1888.

(4) Orison Sweet Marden. — Loc... cit...

(5) L. Arréat. — Loc... cit...

(6) Tous les renseignements touchant les musiciens et pour

A sept ans, Rameau lisait et exécutait au clavecin n'importe quel morceau de musique. A l'école il passait son temps à écrire sur ses livres et ses cahiers des traits de solfège ou des fragments de sonate.

A l'âge de dix ans Sébastien Bach, dans sa passion pour la musique, déroba un recueil de sonates. Pour le recopier sans être vu, il profite des clairs de lune et ne met pas moins de six mois à ce travail.

Beethowen est mis, à cinq ans à l'étude de la musique. Il n'en éprouve d'abord que du dégoût. Bientôt la passion vint. A six ans il est déjà un virtuose A douze ans, il compose et édite deux allegro et un larghetto. A quatorze ans, il étonne Mozart par son talent d'improvisation.

Meyerbeer, à quatre ans, répète et accompagne au piano les mélodies des orgues ambulantes entendues dans la rue. A neuf ans, il compte parmi les plus habiles pianistes et improvisateurs de Berlin. A douze ans, il a déjà beaucoup composé.

Mendelssohn (1), à huit ans, déchiffre couramment la musique la plus difficile et écrit de l'harmonie correcte. A seize ans, il fait représenter un opéra en deux actes.

Rubinstein, à neuf ans, joue à Moscou dans un concert. Deux ans après à Paris, il étonne Liszt par son exécution. Ce dernier avait fait preuve, très jeune, d'une mémoire auditive extraordinaire (2).

lesquels nous ne donnerons pas de référence spéciale sont tirés de la Biographie Universelle des musiciens de Fetis.

(1) C. Selden. — Mendelssohn-Bartholdy et la musique en Allemagne.

(2) Orison Sweet Marden. — Loc. cit.

Paladilhe est, à sept ans, un sonomètre vivant. Il distingue le caractère mélodique d'un discours parlé (1). Reyer nous rapporte le cas d'un enfant de neuf mois qui répétait exactement les notes données au piano. Le fils du compositeur Dvorak (de Prague), chantait à un an et demi les mélodies de son père (2).

Saint-Saëns nous dit qu'à trois ans « il avait l'oreille très délicate, et l'on s'amusait à lui faire indiquer la note produite par tel ou tel objet sonore. Il le faisait sans hésitation (3) ».

Le musicien le plus connu pour sa précocité est Mozart. A trois ans, il cherchait au clavecin, les tierces et les sixtes. A quatre ans, il composa son premier morceau de musique. Dans les deux années qui suivirent, il nota 22 essais qui ont été publiés plus tard. A six ans, il joue devant l'électeur. A sept ans, sans avoir auparavant touché un violon, il fait, à première vue, sa partie dans un trio de violons. A sept ans, il improvise en public à Munich et devant la cour à Versailles où il publie deux sonates. A huit ans, à Londres, il dédie à la reine un recueil de six sonates pour clavecin. A quatorze ans, il fait représenter Mitridate qui obtint 22 représentations consécutives. Peu après, ayant entendu une fois dans la chapelle Sixtine le célèbre miserere d'Allegri qu'il était défendu de publier, il put le reconstituer en entier. A seize ans, il avait composé quatre opéras, un oratorio,

(1) Paul de Musset. — De la musique dramatique.
(2) Bernard Perez. — L'Art et la poésie chez l'enfant.
(3) Hugues Imbert. — Profils de musiciens, Paris, 1888.

deux messes, des offertoires, hymnes et motets, une passion, deux cantâtes orchestrées, treize symphonies, vingt-quatre sonates, des pièces militaires, des marches, des fugues, des solos de violon, violoncelle, flûte (1), etc...

En présence d'aussi nombreux cas de précocité, M. Arréat pense : « Les vrais musiciens sont des précoces... Dès l'âge de sept ans, la plupart montrent leurs dispositions avec éclat. A douze ans, ils passent déjà pour des prodiges (2) ».

Les mathématiciens et calculateurs précoces. — Ce groupe contient des personnages très différents. Les uns, comme Ampère et Gauss, après avoir été des calculateurs prodiges, sont des mathématiciens de premier ordre ; les autres, comme Mangiamele et Inaudi restent des calculateurs.

Le cas le plus célèbre de précocité mathématique est celui de Pascal. Il est tellement connu que nous nous bornerons à le mentionner.

Ampère (3), avant de connaitre les chiffres, fait des opérations avec de petits cailloux et des haricots. Privé de ces objets pendant une maladie, il y supplée avec les morceaux d'un biscuit qui lui avait été accordé après plusieurs jours de diète, il avait alors quatre ans. En quelques années, il termina son éducation mathématique.

(1) Voir : Fetis. — Loc. cit. ; Orison Sweet Marden. — Loc. cit. ; Queyrat. — L'Imagination et ses variétés chez l'enfant.

(2) Arréat. — Mémoire et Imagination, Paris, 1895, p. 46.

(3) Didot. — Biographie universelle ; Binet. — Psychologie des grands calculateurs, 1894.

Gauss (1) fut un calculateur précoce. A trois ans, il corrigea en calculant mentalement des erreurs faites par son père. Plus tard, il disait de lui-même qu'il avait su calculer avant de savoir parler. A dix ans, il aborda l'étude de l'analyse supérieure.

Zerah Colburn (2), à six ans, faisait instantanément de tête des multiplications de plusieurs chiffres.

En 1837, Arago présenta à l'Académie des Sciences un jeune peintre italien nommé Mangiamele qui faisait mentalement des calculs très difficiles (3). Peu après, la même Académie eut à examiner le cas analogue d'Henri Mondeux (4). Le savant ingénieur Bidder, avait aussi, dès l'âge de six ans une très grande puissance de calcul mental (5).

Nous nous arrêterons un peu plus sur le cas d'Inaudi qui a été longuement étudié par Charcot, Broca, Binet et Darboux en 1880 et 1892 (6). Inaudi est pris à six ans de la passion des chiffres. Un an après il était capable d'exécuter de tête des multiplications de sept chiffres. Il quitte son pays (le Piémont) et vient en France où il se montre dans les cafés et sur les marchés. Un impresario s'empare de lui et lui fait donner des représentations dans les grandes villes. En 1880,

(1) Binet. — Loc. cit. ; Michaud. — Biographie.

(2) Grande Encyclopédie ; Scripture. — American Journal of psychologie, 1881.

(3) Binet. — Loc. cit.

(4) Jacoby. — Biographie d'H. Mondeux.

(5) Binet. — Loc. cit.

(6) Bulletin de la Société d'Anthropologie de Paris, mars 1880 ; Binet. — Loc. cit.

il vient à Paris, où Broca put l'examiner. Inaudi possédait alors une mémoire des chiffres étonnante, pouvant répéter à plusieurs jours d'intervalle des chiffres très longs, entendus incidemment. Voici comment il procédait pour extraire une racine carrée : « Il a dans la tête, écrit Broca, des jalons à l'aide desquels il sait reconnaître tout de suite que la racine carrée d'un nombre doit être comprise entre certaines limites. Alors il essaye successivement en les élevant au carré les autres nombres compris entre ces limites. » Inaudi avait à cette époque douze ans. Ce qu'il y a de plus curieux peut-être en lui, c'est la forme de sa mémoire Presque tous les calculateurs sont des visuels. Mondeux, Colburn l'était. Bidder écrit qu'il ne peut pas concevoir la possibilité du calcul mental sans cette facilité de se représenter les chiffres comme si on les voyait (1). Or Inaudi n'est pas visuel « La vue, dit-il à Charcot, ne me sert à rien. Je ne vois pas les chiffres..... J'entends les nombres et c'est l'oreille qui les retient. » En même temps qu'un auditif, Inaudi est un moteur. Il murmure et agite les lèvres en effectuant ses calculs. Si, comme l'a fait Binet, on s'arrange pour l'empêcher de chuchoter, une grande gêne s'ensuit, et la durée des opérations augmente de plus du double. Inaudi est donc auditivo-moteur avec prépondérance de la mémoire et des images auditives. Il n'est pas, comme les autres calculateurs, visuel.

Les encyclopédistes précoces. — Sous cette rubrique

(1) Binet. — Loc. cit.

nous grouperons ceux qui ont pu dès leur enfance s'adonner à un grand nombre d'arts, de sciences, d'occupations, posséder plusieurs langues, etc...

Le plus connu est Pic de la Mirandole (1). Dès ses premières années il étudie la philosophie, les langues, la poésie, les mathématiques, la théologie, l'érudition, les sciences occultes. A dix ans, il passe pour le premier orateur et le premier poète de son temps. Il parcourt les universités de France et d'Italie, apprend 22 langues et à 24 ans lance un défi à tous les savants de la terre. (De omni re scibili !)

James Crichton (2) (né en Ecosse en 1560) est bachelier et maître es-arts à douze et quatorze ans. A dix-sept ans, il parle et écrit dix langues, possède le dessin, la peinture, l'équitation, l'escrime, la danse ; il chante et joue plusieurs instruments. A Paris, il invite par affiche tous les savants à se rendre au collège de Navarre pour l'interroger. Il s'engage à répondre à n'importe quelle question de n'importe quelle science, en dix langues, en vers et en prose. En attendant le jour du tournoi, il chasse, danse, monte à cheval et fréquente les cabarets.

René Boudier (3), à quinze ans, connaît en outre du français, le grec, le latin, l'italien et l'espagnol. Il travaille tous les jours de quatre heures du matin à

(1) Voir Baillet — Les enfants célèbres 1765.
Vie de Pic de la Mirandole, 1536 ; Biographies de Michaud et Didot.

(2) Baillet. — Loc. cit. ; Didot ; Michaud ; lord Buckan. — Encyclopedia britannia, 1795.

(3) Dictionnaire historique ; Parnasse français.

midi, connaît la musique et la peinture, étudie surtout la littérature et l'histoire.

Chrêtien-Henri Heinecken (1) ne vécut que quatre ans (1721-1725). Il parlait à dix mois, savait à un an les principaux évènements du Pentateuque, à quatorze mois l'ancien et le nouveau testament. A deux ans et demi, il répondait aux questions de géographie et d'histoire naturelle. A trois ans, il parlait le latin, le français et l'allemand. A quatre ans, il commentait et expliquait l'histoire sainte. Sur son lit de mort, il exhortait ses parents à la résignation.

William Hamilton apprend l'hébreu à 3 ans, le connaît à sept ans et parle treize langues à treize ans. Il défie alors le calculateur Colburn à Dublin, connaît l'arithmétique universelle de Newton et étudie ses principia. A vingt ans, il remplaee le savant Brinkley comme professeur d'astronomie à Dublin. En même temps il est poète.

Citons enfin Th. Young qui savait lire à deux ans et qui, à huit ans, possédait huit langues (2).

(1) Mémoire de Trevoux, 1731, p. 168 ; Bibl. germ. t. XVII, p. 81 ; Martini de Lubeck. — L'enfant de Lubeck, 1730.

(2) Peacok. — Vie de Th Young.

Antécédents héréditaires des Intellectuels précoces

Les peintres. — Dans l'ouvrage que nous avons déja mentionné, M. Arréat constate que sur les 300 peintres dont il a la liste, les deux tiers au moins sont fils de peintres, d'ouvriers d'art, de gens exerçant un métier qui exige l'habileté des mains. A priori on pourrait penser que la même proportion se retrouve chez les peintres précoces.

Durer (1) était fils et petit-fils d'orfèvre du côté paternel et maternel. Gérar ter Borch et Lucas de Leyde(2) étaient fils de peintres. Louis Vigié, père de Mme Vigié-Lebrun était peintre. La mère de Delacroix était fille d'un ébéniste de grand talent (3). La mère de Th. Rousseau était fille d'un marbrier connu et petite-fille d'un doreur (4). Le physicien Regnault, père du peintre, s'est autant illustré par l'ingéniosité de ses expériences que par de hautes conceptions scientifiques. Le père de Baudry était à la fois sabotier, musicien et poëte. La mère de Van Dyck « laissa la réputation d'une

(1) Chesneau. — Revue des Deux-Mondes, 1881.
(2) Arreat. — Loc. cit., p. 17.
(3) Ibid. — P. 18.
(4) Ibid. — P. 27.

personne douée d'une habileté supérieure pour les ouvrages féminins qui demandent, avec de la patience, un goût délicat et une disposition innée pour les choses de l'art (1) ».

L'origine de Giotto et celle de Mantégna sont obscures.

Michel-Ange, Rembrandt et Rubens ne semblent pas issus de parents ayant pratiqué un art quelconque.

En somme, on ne constate sur ce point, chez les peintres précoces, rien qui ne se trouve chez les peintres en général.

Les musiciens. — Cette comparaison est presque inutile pour les musiciens. L'hérédité est la règle générale. La précocité est fréquente.

Le père et le grand'père de Beethoven étaient chanteurs et maîtres de chapelle. Le père de Mendelssohn (2) était grand amateur de musique. Sa sœur fut une habile pianiste. Le père de Mozart fut maître de chapelle et compositeur. Schubert était d'une famille de musiciens. Les parents de Rameau, la mère de Rubsinstein étaient de bons musiciens. Le père de Liszt faisait de la musique avec Haydn. Saint-Saëns fit ses premières études musicales sous la direction de sa tante. Enfin Bach est d'une famille, qui, suivant les termes de M. Ribot, présente « le plus beau cas d'hérédité mentale qu'on puisse citer (3). » Cette famille commença à être connue dans la musique en 1500 et

(1) Guiffrey. — Anton Von Dyck, sa vie et son œuvre.
(2) Selden. — Loc. cit.
(3) Ribot. — Hérédité psychologique 1897.

est connue au même titre pendant huit générations, jusqu'en 1800. On y compte 29 musiciens éminents et Fetis en mentionne 57 dans sa Bibliographie universelle.

Mathématiciens et calculateurs. — Le père de Pascal vivait dans la compagnie des savants de son époque. Le père de Gauss semble n'avoir été que médiocrement instruit.

Mais Colburn était fils d'ouvrier ; Mangiamele, pâtre et fils de paysan ; Mondeux, fils de bûcheron ; Bidder, fils de maçon. Notons cependant que les fils et petit fils de Bidder héritèrent et de sa faculté de calcul mental un peu moins remarquable et de sa précocité. Inaudi n'a pas d'autre calculateur dans sa famille. M. Binet (1) rapporte néanmoins et avec réserve que la mère d'Inaudi, pendant sa grossesse, passait sa journées dans les chiffres, constamment préoccupée d'économies et de calculs. Le même auteur conclut : « le calculateur prodige, vient au monde, dans la plupart des cas, sans y avoir été préparé par une hérédité bien marquée, et il est assez étonnant que cette faculté de calcul mental qui est bien un don de naissance, une aptitude innée, ne résulte pas constamment d'une influence héréditaire. »

Les Encyclopédistes. — Nous avons pu, pour ce groupe, savoir seulement que le frère aîné de Heinecken fut un polygraphe très érudit.

(1) Binet. — Loc. cit.

Des anomalies chez les Intellectuels Précoces

Les Peintres. — Mantegna (1) avait la manie d'acheter ; il était plaideur et querelleur. Michel-Ange (2) semble avoir eu des hallucinations. Il était superstitieux, colérique et d'une impressionnabilité excessive. Delacroix (3), d'une nervosité extrême, constamment dans un état fébrile, a de fréquents accès de tristesse. Paul Baudry avait des tics (4). Henri Regnault était d'une sensibilité exagérée et très distrait. Après la mort de Th. Rousseau, son médecin le déclare d'une constitution forte, d'un tempérament nervoso-sanguin avec prédominance nerveuse (5).

Ces renseignements manquent de précision et d'étendue. Il ne semble pas néanmoins que les peintres précoces aient eu plus d'anomalies que les autres, parmi lesquels on doit citer Courbet (6), Tassaert (7), Hereau, Gill (8), etc.

(1) Muntz. — Raphael et son temps.
(2) Piot. — Le cabinet de l'amateur, ann. 1861 et 1862.
(3) Delacroix. — Correspondance.
(4) Ephrussi. — Paul Baudry.
(5) Sensier. — Souvenirs sur Th. Rousseau.
(6) Courbet fut un déséquilibré.
(7) Tassaërt fut gourmand et sensuel à l'excès ; il se suicida.
(8) Héreau et Gill se sont suicidés.

La durée de vie de nos peintres précoces n'a à son tour rien d'anormal. Giotto mourut à soixante ans, Michel-Ange à quatre-vingt-dix, Baudry à cinquante-huit, Laurence à soixante et un, Dürer à cinquante-sept, Rubens à soixante-trois, Rembraudt à quatre-vingt un, Delacroix à soixante-quatre, Rousseau à cinquante-cinq. Le seul mort très jeune (vingt-huit ans) Regnault a été tué.

Les Musiciens. — Rameau, si nous en croyons Diderot fut égoïste et distrait. Il vécut longtemps. Bach jouit d'une bonne santé et meurt d'apoplexie à soixante-cinq ans. Mendelssohn semble avoir été le plus intelligent et le plus instruit des musiciens. Il publia à seize ans une traduction de Térence. Il parla le français, l'anglais et l'italien aussi aisément que l'allemand. Il peignit et dessina jusqu'à la fin de sa vie, s'adonna beaucoup aux exercices du corps. Malgré cet équilibre bien rare, il mourut à trente-huit ans d'apoplexie. Meyerbeer fut d'une santé très fragile. Mozart eut deux enfants. Habile de ses doigts sur le clavecin, il était incapable de découper ses aliments sans se blesser. Il mourut à trente-six ans d'une méningite.

Beethoven fut très distrait. Il eut la manie des déménagements. Il était sourd et très susceptible. surtout si on faisait allusion à cetté infirmité. Il mourut à cinquante-cinq ans, n'ayant consulté de médecin, dit son biographe, que pour sa surdité.

Tous ces musiciens précoces ne présentent pas, on le voit, d'anomalies bien singulières. Ils ne sont pas plus anormaux que les autres, parmi lesquels il faudrait ranger des hommes d'une débilité surprenante, comme Chopin, et bien d'autres dont la précocité n'a pas été remarquée.

Les Mathématiciens et Calculateurs. — Pascal fut tour à tour débauché et austère. Armé d'une ceinture à pointes de fer, il réprimait par des coups de coude qui faisaient couler le sang. toutes les pensées vaines qui venaient à son esprit (1). Il arriva à se rendre insensible au goût des aliments. Il fut distrait, superstitieux, halluciné et mourut à trente-neuf ans.

Ampère, à l'âge de dix-huit ans, après la mort de son père, vit ses facultés intellectuelles disparaître pour plusieurs mois. Personne peut-être n'a été plus distrait ni plus crédule que lui. Il passa tour à tour et plusieurs fois du doute religieux à l'exaltation mystique. Il eut des crises soudaines et répétées de dépression et de tristesse.

Il se maria et eut plusieurs enfants dont l'un se distingua comme écrivain. Il mourut à soixante et un an.

Gauss, à l'âge de 60 ans, apprend le Russe en deux années. Il meurt à soixante-quinze ans.

Colburn présente quelques bizarreries. Il est d'abord professionnel de calcul, fonde ensuite une école privée, plus tard devient prêtre et enseigne enfin les langues dans un séminaire. Il eut trois enfants et mourut à trente-cinq ans (2).

(1) Lelut. — L'amulette de Pascal.
(2) Scripture. — Loc. cit.

Mondeux et Bidder ne présentent pas d'autre particularité que celle du calcul mental.

Inaudi est intelligent. Broca ne lui trouva aucune tare physiologique. « Si nous remarquons, écrit à ce sujet M. Darboux, que la mémoire dont il est doué s'est rencontré chez plusieurs mathématiciens célèbres, nous devons regretter que dans l'âge où il pouvait étudier, il n'ait pas reçu les leçons d'un maître intelligent et habile ». Il est très distrait, ne présente rien d'anormal touchant la faim, le sommeil et les besoins sexuels ; sa vie est d'une régularité stricte.

Les Encyclopédistes. — Ce qui frappe surtout chez les encyclopédistes précoces, c'est la brièveté de la vie de plusieurs. Pic de la Mirandole mourut à trente et un an ; Crichton à vingt-trois ; Heinecken à quatre ans. Ce dernier fut fréquemment malade pendant sa vie. Il mourut quand on essaya de le sevrer.

Neanmoins Hamilton vécut soixante ans et René Boudier quatre-vingt-dix.

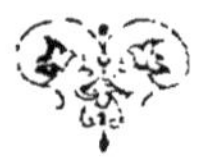

Observations de Regis, Stumpf et Richet

Les observations que nous allons rapporter sont les seules qui présentent un caractère suffisant de précision, et perdent l'air anecdotique de toutes celles que nous avons jusqu'ici mentionnées.

Cas de Regis. — Le 10 avril 1896, Régis présentait à la Société de médecine et de chirurgie de Bordeaux un cas de précocité chez un enfant de deux ans et demi. Cet enfant ne savait ni lire, ni épeler, mais il reconnaissait la physionomie d'ensemble d'un nom et d'une carte comme s'il s'agissait d'un dessin. Les antécédents héréditaires sont nuls. Son père peu porté à l'étude, et de caractère très indépendant dans sa jeunesse, est aujourd'hui un homme sérieux et un excellent employé. Sa mère d'esprit réfléchi, n'est pas nerveuse à l'excès ; elle a eu une fausse couche et trois enfants. L'un de ces enfants, mort à quatre ans de diphtérie, était d'un naturel calme et tranquille. Il parlait peu, lentement et ne présentait rien d'excessif au point de vue cérébral, bien que doué d'une bonne mémoire. L'aîné, bien développé et bien portant a manifesté une certaine précocité intellectuelle qui s'est effacée peu à peu et dont il n'a gardé qu'un

(1) Rapport reproduit dans le livre déjà cité de M. Binet.

goût marqué pour les sciences physiques et naturelles. Il est espiègle et parfois malin.

Quant à Pierre M..., notre sujet, c'est un bel enfant, de visage gracieux, aux yeux grands et expressifs, sans aucun stigmate de dégénérescence, le front simplement un peu bombé. Il n'a eu ni convulsions, ni méningite, ni tics, il n'est pas sujet aux cauchemars, aux terreurs nocturnes. Bien que vif et nerveux, il n'a pas d'emportements violents, des cris d'entêtement, de bouderie, d'instinctives manifestations du sens génital.

Nourri au sein de sa mère, il a marché à treize mois et parlé à quinze. Dès ce moment on s'est aperçu qu'il était doué d'une mémoire extraordinaire. Son père lui ayant désigné sur une histoire à images les noms des rois de France, alors qu'il n'avait que quinze mois et qu'il commençait à peine à parler, il a été aussitôt capable de les reconnaître et de les nommer. Et comme son père accompagnait chaque nom de la mention des faits principaux de son règne, il a retenu toutes ces explications complémentaires et les applique exactement. On a essayé plusieurs fois de le tromper, il a toujours rectifié l'erreur. Un peu plus tard il a appris en quelques jours les capitales des Etats d'Europe et les chefs-lieux des départements français. Depuis, il les sait imperturbablement.

Son père ayant reçu pour le jour de l'an une cinquantaine de cartes de visite ; l'enfant s'en fit dire les noms ; il ne lui en a pas fallu davantage pour les retenir et les indiquer exactement à mesure que les cartes défilent sous les yeux.

Il paraît faire surtout appel à sa mémoire visuelle. C'est par la vue des images des rois qu'il sait l'histoire de France par la vue aussi qu'il reconnaît les cartes de visite, qu'il corrige les erreurs qu'on voudrait lui faire faire. Si l'on cache l'image d'un roi avec la main il ne peut plus répondre. Dès que l'on découvre l'extrémité du chapeau ou des cheveux, il dit le nom du roi. En revanche c'est d'après l'aspect des caractères d'imprimerie et non d'après la forme et les dimensions des cartes de visite qu'il paraît en répéter le nom.

Ce n'est pourtant pas la vue seule qui sert à ses acquisitions mentales. Il a appris ce qu'il sait de géographie par l'audition. De plus tout cela ne se borne pas chez lui à de purs phénomènes de mémoire mécanique et pour ainsi dire réflexes. L'intelligence proprement dite intervient ; on peut s'en assurer en lui posant les questions au rebours. Il répond alors de la façon la plus exacte. Il est même parfois facétieux et spirituel dans ses reparties.

Ce qu'il sait n'est pas le fruit de longs efforts. Il n'a pas été poussé par ses parents ; au contraire ils ont toujours évité de fatiguer son cerveau, et ont consulté le médecin pour savoir si cette précocité, qui les inquiétait, n'avait rien de maladif (1).

Cas de Stumpf. — Nous reproduisons presque en entier l'observation de Stumpf, publiée dans la Revue scientifique du 13 mars 1897 (2).

« On montrait, il y a deux ans à Berlin un enfant de deux ans, fils d'un boucher de Brunswick, qui lisait couramment les caractères latins ou gothiques, imprimés ou manuscrits, sans avoir jamais appris à lire. Il s'était fait expliquer les enseignes des maisons, les noms des rues, etc... et par la

(1) Regis. — Journal de médecine de Bordeaux, 1896, n° 28, p. 305 et suiv.

(2) Stumpf. — Revue scientifique, 13 mars 1897 : Un enfant extraordinaire.

comparaison des éléments de ces mots, il était arrivé à lire d'autres mots.

Corporellement il n'est pas exceptionnellement fort, mais il n'est pas non plus chétif ; ce qui frappe tout de suite chez lui, c'est la forme de la tête au crâne long et fortement renflé en arrière .. Le corps est toujours en mouvement à moins que l'attention ne soit fixée par quelque chose ; les doigts remuent aussi sans cesse, au point qu'au début leurs mouvements semblent être un moyen mnémo-technique. Au total Otto Rechler, (c'est le nom de l'enfant) ne donne nullement l'impression d'un enfant mal portant, fatigué, mais au contraire d'un frais bambin joyeux de vivre. Les jeux l'intéressent comme ils intéressent tous les autres enfants, et il est aussi rebelle que les autres aux enseignements systématiques ; aussi se prête-t-il très mal aux observations méthodiques.....

Sa grande passion, c'est la lecture et surtout la lecture de tout ce qui touche à l'histoire, à la biographie, à la géographie Il sait les dates de naissance et de mort des nombreux empereurs Allemands depuis Charlemagne, ainsi que de quantité de généraux, poètes, philosophes ; le plus souvent il sait même le jour et le lieu de leur naissance. Il connaît de même les capitales, les fleuves baignant ces capitales, etc. Il sait répondre aux questions sur les guerres de Trente Ans et de Sept ans, sur les principales batailles qui marquèrent ces guerres, et tout cela, il l'a appris seul par l'étude passionnée d'un calendrier patriotique et autres ouvrages analogues, ainsi que par la lecture des inscriptions sur les monuments, pour lesquels Otto professe une véritable passion.

..... L'enfant dévore les phrases et, s'il lit tout haut, il avale souvent des syllabes et même des mots pour aller en avant. Je l'ai vu parcourir en dix minutes à peine un livre d'images avec texte sommaire en regard de chaque image, et être en état de répéter mot pour mot quelques-unes au moins des histoires servant de légende.

..... Il est probable que chez notre enfant si remuant, les sensations musculaires dues à l'énonciation de mots jouent un grand rôle, mais que les images visuelles jouent un rôle plus grand encore.

Il est sûr qu'il apprendra aisément les langues ; mais il paraît très mal doué pour la musique. Il ne peut pas différencier deux tons différant d'un demi-ton Chez lui, les sons éveillent d'ailleurs des idées de pesanteur ; il disait d'un ton grave : « Celui-là pèse 203 livres » et d'un son aigu : « Celui-là ne pèse qu'une livre ». J'ai trouvé chez lui une répulsion insurmontable chaque fois que j'ai voulu me servir du piano pour des expériences.

..... Otto n'a aucune expérience d'écriture. Il n'arrive même pas à copier des lettres, des lignes, et ne paraît d'ailleurs éprouver aucune envie d'apprendre cet art. Le calcul est de même chose inconnu de lui.....

La mémoire de cet enfant n'est pas purement mécanique, mais repose sur une coopération très réelle de l'intelligence. »

Cas de Richet (1). — L'enfant examiné par Richet avait trois ans et sept mois. Il s'appelle Pepito Rodriguez Aniola ; est né à Corussa en Espagne et est enfant unique. Dans la famille paternelle, point de musiciens. Du côté de sa mère, quelques antécédents : sa grand'mère à onze ans jouait de la guittare avec une rare perfection. Sa mère à l'âge de cinq ans jouait fort bien du piano.

(1) Voir : Revue scientifique du 6 octobre 1900. Richet. — Note sur un cas remarquable de précocité musicale (Communication faite au Congrès international de psychologie).

L'enfant avait deux ans et demi, lorsque sa mère le surprit en train de jouer au piano un air qu'il lui avait souvent entendu jouer. Dès ce moment, il se mit à jouer sans presque que sa mère lui donnât des leçons, tantôt les airs qu'elle jouait elle-même, tantôt des airs qu'il inventait. A six ans, il put jouer devant un auditoire de musiciens et de critiques et au Palais Royal de Madrid devant le roi et la reine-mère, six compositions musicales de son invention qui ont été notées.

Il a la taille et le poids moyen des enfants de son âge, il n'a aucune tare physiologique ; et sa santé a toujours été excellente. Il est gai et intelligent ; ses yeux sont extrêmement vifs. Ses allures sont rapides, alertes et même élégantes. Son intelligence ne parait pas supérieure à celle des enfants de son âge. Sa mémoire est bonne mais non au-dessus de la moyenne. Il ne sait pas lire, qu'il s'agisse de musique ou d'alphabet. Il n'a pas de talent spécial pour le dessin, mais s'amuse parfois à écrire des airs musicaux, cette écriture n'a d'ailleurs aucun sens.

Dans son étude, M. Richet distingue l'exécution, l'invention et la mémoire de Pepito Aniola.

L'exécution. — L'exécution est enfantine ; on voit qu'il a imaginé de toute pièce son doigté. Mais ce doigté est très habile. Sa main étant trop petite, il remplace les octaves par des arpèges très rapides. Il joue des deux mains et les croise souvent pour certains effets. Parfois aussi, comme les pianistes renommés, il lève la main très haut en l'air, avec le plus grand sérieux, pour la faire retomber sur la note juste. Il peut faire des traits avec une agilité et une vigueur étonnantes chez un enfant de cet âge. Néanmoins l'exécution est inégale.

Il ne peut bien jouer que sur son piano. Sur tout autre

piano que le sien, son jeu est criblé de fausses notes. Il joue dans l'obscurité presque aussi bien qu'à la lumière et ne regarde pas les touches quand il joue.

L'accord est toujours juste ; il trouve toujours l'harmonie vraie, bien que rarement compliquée. Mais c'est surtout l'expression qui est stupéfiante par sa richesse et son appropriation « souvent même, dit Richet, cette expression est si forte, si tragique même, dans certains airs mélancoliques ou funèbres, qu'on a la sensation que Pepito ne peut pas, avec son doigté imparfait, exprimer toutes les idées musicales qui frémissent en lui : de sorte que j'oserais presque dire qu'il est bien plus grand musicien qu'il ne paraît l'être. »

La mémoire. — Il sait une vingtaine de morceaux par cœur, et il les a appris uniquement par l'audition sans avoir été « seriné » par un professeur, car sa mère ne l'a jamais poussé à étudier et le laisse libre de faire ce qu'il veut. Or, tantôt on ne peut le décider à quitter le piano, tantôt, et le plus souvent, il s'obstine à ne pas s'y mettre.

Pour lui apprendre un air musical, il suffit de lui jouer au piano deux ou trois fois une trentaine de mesures et c'est fini. Il peut jouer au piano les airs chantés qu'il a entendus, et reconstituer habilement les accords de basse et d'harmonie.

Invention. — Lorsque Pepito se met à improviser, il n'est presque jamais à court et trouve des mélodies intéressantes. « Bien entendu, écrit Richet, c'est excessivement faible comme musique originale..... il y a des répétitions, des enfantillages et l'exécution est parfois singulièrement défectueuse. Fausses notes, bafouillage, arrêts ; il y a tout cela... Mais, dans les meilleures parties de ses improvisations, il est quelquefois excellent, ayant des idées, des combinaisons de rythmes, des pauses, des passages d'un rythme à un autre, des changements de ton, même des *leit-motiv*. amenés avec art, comme si un vrai musicien lui dictait ces petits chefs-d'œuvre (passagers, mais réels), et dignes d'être constatés. »

En résumé, la définition de l'anomalie que nous avons empruntée à Geoffroy Saint-Hilaire, s'applique aussi bien à la précocité intellectuelle qu'à la précocité physique. Comme cette dernière, la précocité intellectuelle est chose rare. C'est une particularité que présentent un petit nombre d'enfants. Ainsi que nous l'avons vu pour les diverses variétés de la précocité physique, en nous demandant ici de nouveau si nos précoces présentent d'autres anomalies que leur précocité, nous voulions savoir si, chez eux, les anomalies ou les stigmates de dégénérescence physique ou mentale étaient plus nombreux ou plus frappants que chez les autres intellectuels. Nous avons vu qu'il n'en est ainsi ni pour les musiciens, ni pour les peintres. Nous l'avons vu aussi, avec M. Binet, pour les calculateurs. Enfin pour les encyclopédistes, nous trouvons dans la durée de leur vie d'assez grandes différences pour pouvoir établir une moyenne, à tout prendre, assez élevée pour des hommes qui ont fourni un effort cérébral si intense et si constant. Le seul cas de Heinecken est vraiment exceptionnel.

Nous nous rendons bien compte que ce sont là des mpressions que nous donnons, plutôt que des opinions sûrement acquises. On nous le pardonnera sans doute si l'on pense à la rareté des renseignements précis. Il aurait fallu des observations complètes, permettant des comparaisons nombreuses et donnant à notre travail le caractère nettement quantitatif d'une étude scientifique. Mais d'observations ainsi éta[illegible] nous n'avons que celles qui ont été données en der[illegible] lieu. Elles sont l'exception. C'est la même pauvreté de renseignements que pour la précocité physique, sous une richesse apparente.

En rapprochant, comme nous l'avons fait, la précocité des autres anomalies, on peut être amené à se demander si la précocité n'est pas un des signes précurseurs du génie. On sait avec Lombroso (1) que le génie n'est pas nécessairement accompagné de précocité. Ajoutons que, si beaucoup des précoces que nous avons cités comptent parmi les hommes de génie, beaucoup aussi n'ont fait preuve que de grand talent. Enfin remarquons que l'on a cité des cas d'idiots présentant de la précocité intellectuelle.

Dagonet cite une idiote qui ne parla qu'à neuf ans et qui avait de bonne heure une aptitude remarquable pour la musique. Elle répétait sur le piano, des airs entendus une seule fois (2). Sollier dit avoir observé une petite fille de six ans, imbécile, ne sachant ni lire, ni écrire et qui dessinait exactement tout ce qu'elle voyait. Elle reproduisait des objets et des scè-

(1) Lombroso. — L'homme de génie.
(2) Dagonet. — Traité des maladies mentales.

nes sans savoir ce que c'était (1). Tous les précoces ne sont donc pas destinés à devenir des hommes de génie.

Les renseignements que nous avons pu avoir sur les ascendants de nos précoces, nous indiquent que l'hérédité des talents est aussi grande pour eux que pour les autres. Mais si l'on peut ainsi expliquer jusqu'à un certain point le goût de nos précoces pour l'art où la science qu'ils ont choisie, on ne peut pas expliquer la rapidité extrême de leurs progrès.

Un peintre précoce est fils de peintre ; on peut bien expliquer par l'hérédité son amour de la peinture, mais non que cet amour se soit manifesté presque dès le berceau. Pour pouvoir le faire, il faudrait que ce peintre précoce soit fils d'un peintre lui aussi précoce.

Or, nous ne connaissons qu'un cas assez net présentant cette particularité. C'est celui de Bidder transmettant à son fils et à ses petits fils non seulement sa faculté de calculer de tête, mais encore la précocité de cette faculté. Ce seul cas contre tous les autres ne peut guère nous empêcher de conclure que, d'une manière générale, la précocité n'est pas en elle-même héréditaire.

Est-ce à dire qu'elle est dûe seulement à des influences extérieures, milieu, éducation, etc... ? Nous ne le croyons pas non plus.

Certes, nous savons l'importance que l'on donne de nos jours à l'éducation de l'attention et quel rôle joue

(1) Sollier. — Psychologie de l'Idiot et de l'Imbécile.

cette faculté dans l'éveil de l'intelligence. Rien n'est plus vrai. La lecture des ouvrages de psychologie de l'enfant de B. Perez, Baldwin, James Sully et Preyer est convaincante. Nous ne pouvons pas nier non plus l'influence jouée sur l'esprit de l'enfant par ce qu'il voit ou entend dans sa famille. Beaucoup de nos peintres et de nos musiciens précoces ont été élevés dans un milieu où la peinture et la musique sont très cultivées. Pascal prêtait l'oreille aux causeries de son père et de ses amis et devait y trouver des enseignements. Nous savons aussi que, par exemple, les enfants élevés dans les villes sont à tous égards plus précoces que ceux des campagnes, que les enfants sont plus précoces à notre époque que dans celles qui l'ont précédée. Nous ferons donc la part de ces influences éducatives et sociales. Mais nous la ferons petite ; car elles ne peuvent pas expliquer ce qui fait le fond même de l'anomalie que nous étudions ; à savoir que dans des milieux sociaux semblables, avec des méthodes d'éducation identiques, au sein de la même famille, apparaît tout-à-coup un enfant dont le développement intellectuel partiel ou intégral est d'une rapidité prodigieuse.

Très rarement héréditaire ou acquise, la précocité demeure donc surtout congénitale. Et c'est de ce côté, nous semble-t-il, qu'il faudrait chercher la clef du problème.

CHAPITRE III

De la précocité chez les végétaux et chez les animaux

Les phénomènes d'évolution rapide et d'apparition précoce de certaines fonctions, que nous venons de décrire chez l'homme se retrouvent chez les végétaux et les animaux. Et dans leur étude nous devons établir une division. Il est certains cas où l'action du milieu apparaît avec une grande évidence, surtout quand elle est renforcée par l'action de l'homme, et crée à elle seule la précocité, car si le milieu change, la précocité disparaît. Mais à côté de ces faits, on observe d'autres précocités apparaissant chez certains végétaux appartenant à une même espèce, évoluant dans le même milieu plus rapidement que d'autres. Cette accélération a certainement une cause, mais elle nous est encore inconnue. Et nous appellerons « spontanée » cette précocité pour l'opposer à l'autre. C'est une variation de cause interne ou intrinsèque, l'autre est de cause externe, extrinsèque ou expérimentale.

Chez les végétaux, il existe dans une même espèce des variétés de plantes dites hâtives qui peuvent germer, grandir, porter des fleurs et des fruits plus tôt que les autres. Pour les graines ce fait est signalé par De Candolle « les graines puisées à la même provision, conservées de même manière, semées ensemble, germent successivement. » On constate le fait sans se l'expliquer (1). C'est dit-on la propriété de la plante. Et on les recherche et les sélectionne (2). Cette précocité persiste chez les descendants

D'autre part on connait l'influence des climats, latitude, sol, etc., sur l'évolution de la plante (3). La germination, la floraison, la fructification en subissent les effets. Le maïs murit en 3 ou 4 mois en Europe, alors qu'il en faut 6 ou 7 en Amérique son lieu d'origine. Les blés de Suède perdent leur précocité cultivés en France. A Melbourne le pêcher fleurit deux fois dans l'année en août et en septembre, chez nous une seule fois.

Cette précocité comme toutes les acquisitions adaptatives peut être parfois héréditaire ou non, quand on change les plantes de milieu.

Les plantes alpestres de physionomie spéciale « facies alpin » sont plus fortes, plus touffues, à fleurs plus grandes et plus précoces que les plantes de même espèce et de même variété vivant en plaine. Nageli a vu que transplantées en plaine elles perdaient leurs caractères dès la première année ; Hoffmann

(1) Voir Bailey. — American Naturalist Variation after Birth XXX. 1895.

(2) Carrière. — Production et fixation des variétés chez les végétaux, 1865.

(3) Costantin. — Bulletin Soc. Franç. Belgique, XXX, 489, 1895.

a vu durer quelques années seulement cette floraison précoce (1) et Schübeler rapporte, d'autre part, qu'en Scandinavie les céréales tranportées de la plaine dans la montagne s'y habituent à fleurir plus vite et dès les premières chaleurs. Rapportées en plaine elles continuent à fleurir avant les autres. De même pour celles transportées du Sud au Nord.

Ces modifications acquises sous l'influence des conditions de vie ne sont pas toujours héréditaires, d'après Delage, mais peuvent l'être quelquefois. Cela dépend sans doute de leur nature. Et dans ce résultat on ignore la part de la transmission des cellules somatiques aux cellules germinales et celles de l'action directe des conditions ambiantes sur celles-ci.

On connait aussi quelques faits de précocité obtenus dans les expériences scientifiques et surtout les résultats considérables et d'une application industrielle importante obtenus par toute une série de méthodes qui ont pour but de « forcer » l'activité de la plante (culture forcée). Par exemple, on force la « mise à fruit » des arbres par un grand nombre de moyens que nous ne ferons qu'énumérer (pincement, incision des branches, taille pendant la sève, arcure, greffes de boutons à fruit, effeuillaison, serres chaudes et bâtonnade) ; et le fruit une fois formé, on accélère sa maturation (effeuillaison, incisions des rameaux, serres ou chassis, pulvérisation sur le fruit, etc.). Pour hâter l'apparition des fleurs on met les plantes en

(1) Voir Delage. — La structure du protopl. et les th. de l'hérédité, 1895, p. 218.

serre chaude dans une atmosphère très sèche. Dans une expérience de Flammarion (1) on vit pousser activement et fleurir de bonne heure des sensitives qui avaient été placées dans des serres en verre rouge. Pour accélérer la germination, on emploie les fumures phosphorées ; l'usage du chlore, brome, iode en solution aqueuse (2), ces corps décomposent l'eau de la graine sous l'influence de la lumière et activent la germination par l'O dégagé à l'état naissant ; on a pu hâter la germination du cresson (Danilewstky) (3), de l'avoine (4) dans un milieu riche en lécithine ; dans une atmosphère riche en oxygène (5) et par l'action de l'électricité (6) on a obtenu le même résultat.

Avec tous ces procédés, dont le déterminisme n'est pas toujours bien éclairci, on ne fait en somme que reproduire, empiriquement bien souvent, l'action des milieux extérieurs intensifiée. Peut-être trouvera-t-on plus tard avec de nouveaux procédés et par l'étude des anciens l'explication de certains faits de précocité spontanée. Et la chimie végétale en pénétrant davantage les conditions du développement normal de la

(1) Flammarion. — Année Biologique, 1895.

(2) Van Tieghem. — Traité d'anat. et de physiol. végétales.

(3) Danilewsky. — C. R. Acad. des siences, 20 décembre 1894, CXXIII.

(4) Stoklasa. — Sitzungsberichte der mathemat. naturw. abtheilung, 1 Juli 1895.

(5) Mangin. — C. R. Soc. de Biologie, 1896.

(6) Voir : Hownsend, Botanical Gazette (expér. sur graines de maïs, avoine, haricot, courge). — Electroculture, expér. de Ross et Spyechneff (pommes de terre, betteraves, orge) rev. scientif. 1900. — Electrogermination, Bull Hatch. experim. Stat. agricol. 1897 (courants alternatifs de moyenne fréquence).

plante y contribuera sans doute pour la plus large part ; quand elle nous aura fait connaître les conditions et le mécanisme internes encore inconnus de la germination, de la floraison, du développement des fruits et de leur maturation.

Chez les animaux, on connait aussi dans plusieurs races des variétés dites précoces Les animaux présentent alors de bonne heure les caractères de l'âge adulte ; leur croissance et leur dentition sont achevées prématurément. Le bœuf de Durham est adulte à 3 ans au lieu de 5 et 6 ; les moutons de Dishey à 2 ans au lieu de 3 (1). Raspail (2) a noté chez les œufs de Passereaux, de la même espèce, des différences d'éclosion considérables. Le moment de la ponte est observé; le temps d'incubation varie : l'écart peut atteindre 35 et même 48 heures.

Les éleveurs produisent à leur tour des animaux à maturité précoce, et l'on doit à Sanson l'explication de ce phénoméne. Il a pu montrer par une série de recherches (3) que chez les animaux la précocité est dûe à une soudure très rapide des épiphyses des os longs, à un prompt achèvement du squelette. Cet arrêt prématuré de la croissance, est déterminé par l'alimentation très spéciale qui leur est donnée. La

(1) A. Sanson. — Traité de Zootechnie.

(2) Raspail. — Mem. Soc. Zool. IX, p. 185, 1895.

(3) Sanson. - - 1. Précocité du développement des os. C. R. de l'Académie des Sc. 1870, 18 juillet ; 2. Mémoire sur le développement précoce des animaux domestiques, 1872 ; 3. Loc. citat.

pratique de cette théorie de la précocité qu'il a bien établie permet en zootechnie de produire à volonté des animaux précoces. La ration qu'on leur donne, dite ration de précocité (graines de céréales, légumineuses, maïs, colza, tourteaux, etc.) donnée de façon continue, après une alimentation lactée prolongée est riche en matières protéiques et en phosphore. Grâce à elle la soudure des épiphyses est rapide, l'ossification va plus vite que l'accroissement du cartilage de conjugaison, l'englobe tout entier, et comme dit Saint-Yves Ménard (1), « l'os a achevé sa croissance sans avoir eu le temps de grandir assez. » L'animal reste plus petit mais présente de bonne heure toutes les qualités de l'âge adulte. L'on peut alors les exploiter plus rapidement. Cette pratique renouvelée pendant une série de générations, arrive à créer des races de précoces.

Dans quelques expériences portant non plus sur des animaux après la naissance, mais sur des œufs, on a réalisé quelques cas très intéressants de précocité ou d'évolution plus rapide. Ces résultats que nous allons indiquer, n'étaient pas toujours le but du chercheur. Ils ont été observés par des auteurs qui s'occupent de tératogénie. Mais il n'en est pas un seul parmi eux, qui se soit donné comme fin la production de la précocité. Les auteurs qui étudient l'influence des divers agents physiques, chimiques ou mécaniques sur le développement des embryons, sont assez nombreux. Et il

(1) **Saint-Yves Ménard. — De la croissance chez les animaux et l'homme, Paris, 1884.**

suffit de lire quelques travaux pour voir quelles difficultés on y trouve et quelles précautions minutieuses doivent être prises. Comme sur la cellule elle-même, tous les irritants peuvent agir sur l'embryon comme causes tératogéniques, de même qu'ils excitent ou paralysent l'activité cellulaire. Et comme dit Verworn (1) « l'excitation ou la paralysie des échanges chimiques sont les causes fondamentales des phénomènes variés provoqués par les agents dans les organismes vivants et qui se traduisent toujours par une modification du rapport entre l'assimilation et la désassimilation. » Et ces auteurs en cherchant à produire des monstres ont fait quelquefois des précoces.

Dareste (2) a pu voir sur les œufs de poule que les températures élevées 40°, 42°c ; amènent une évolution rapide de l'embryon ; il atteint souvent après 24 ou 30 heures d'incubation un état de développement qu'on n'observe avec la température normale qu'après trois jours. Et il cite divers auteurs (Bonnet, Réaumur) qui ont rendu la période d'incubation de l'œuf de poule plus courte (18, 17 jours au lieu de 21) en le soumettant seulement à l'action d'une haute température. Il a pu observer un fait analogue, lui-même. Mais le poulet qui naquit après cette phase d'incubation raccourcie était plus petit que les autres. Chez lui les phénomènes de formation des organes de « développement » suivant le mot de G. Saint-Hilaire,

(1) Verworn. — Disc. au Congrès des naturalistes et méd. allemands, 1896.

(2) Dareste. — Essais de Tératogénie expérimentale, Paris, 1891.

prédominaient sur les phénomènes d'accroissement.

Féré (1) a pu voir les injections à 1/2500 et 1/3000 de papaïne accélérer l'évolution de l'embryon du poulet, alors que d'autres doses retardent ou tuent l'embryon.

Danilewsky (2) plaçant des œufs de grenouille dans une eau renfermant 1/15000 de leuthine a vu leur évolution se faire plus rapidement que celle des œufs témoins placés dans de l'eau pure et leur croissance en poids et en longueur présenta des différences considérables : 80 o/o pour la longueur, 300 o/o pour le poids.

Standfuss (3) place des œufs de papillons (artia fascienta, Lascocampa pini) à une température de 34° c. Ces œufs donnent des larves dans les 2/3 du temps normal ou même en moins de temps, et chose remarquable, la période larvaire fut à son tour très abrégée, bien que la température ne fut pas élevée à ce moment, comme si l'accélération du développement qui s'était produite dans l'œuf avait transféré son énergie aux stades suivants.

Quajat (4) expérimente sur les œufs de ver-à-soie dont l'éclosion est annuelle. Pondus au début de l'été, ils éclosent au printemps suivant, après avoir hiverné. Cet auteur a vu la durée du développement considé-

(1) Féré. — C. R. S. Biologie, série 10, II, p. 309, 1894.

(2) Danilewsky. — C. R. Ac. des Sc., CXXIII, 20 décembre 1894, Paris.

(3) Standfuss. — On the causes of variation (Entomologist, XXVIII, 69.

(4) Quajat. — Arch. Ital. de Biologie, XXVII, p. 376, 1896.

rablement abrégée quand on les soumet à la pluie électrique pendant un temps variable ne dépassant pas un quart d'heure. Les œufs sont placés sur un plateau métallique isolé, en communication avec l'un des pôles d'une machine électrique de Holtz : On passe et on repasse au-dessus d'eux à courte distance un petit pinceau métallique en communication avec l'autre pôle. Les œufs ainsi électrisés donnent des éclosions complètes et régulières au bout des 9 à 10 jours suivants (la température ambiante était de 24 ou 29° c.), de sorte qu'avec cette méthode on peut exécuter dans l'année 2 et même 3 élevages de la même race.

Bellati et Quajat (1) notent que le séjour prolongé dans l'oxygène fait éclore prématurément les œufs du ver-à-soie. L'oxygène doit agir longtemps et sur des œufs frais. Cette action se produit sur certaines races (japonaises, indigènes) et non sur d'autres (race chinoise).

Rollat (2) a obtenu le même fait d'éclosion anticipée par l'action de l'air comprimé.

Chiarurgi et Livini (3) notent en 14 expériences que la lumière violette fait évoluer plus rapidement les œufs des Batraciens que l'obscurité ; et la lumière blanche plus vite encore. Les œufs éclairés au bout de 7 jours donnent des larves de 9^{mm}., les œufs dans l'obscurité des larves de 3^{mm}. au plus.

Enfin Duclaux a provoqué l'éclosion rapide des

(1) Bellati et Quajat. — Archiv. ital. de Biologie, 1898.
(2) Rollat. — C. R. de l'Acad. des Sc., Paris 1894, p. 612.
(3) Monit. zool. Ital., VIII, p. 90, p. 105.

vers-à-soie en les plongeant pendant 2 minutes dans de l'acide sulfurique au maximum de concentration.

Giard (1) explique ce phénomène par une déshydratation brusque suivie de réaction ; et il déclare que tous les œufs desséchés d'abord, puis hydratés ont une évolution plus rapide.

De nouveau nous retrouvons dans ces expériences, l'action des agents extérieurs intensifiée. Le développement des œufs est activé par des influences de nature diverse. Il n'existe pas d'expérience où l'on ait poursuivi systématiquement pendant longtemps, sur diverses espèces, l'étude du même agent, et à des doses différentes. Il y aurait là un champ d'études intéressantes à tenter. Nous savons d'après les expériences nombreuses de Féré que, suivant les doses, certaines influences sont nuisibles ou favorables au développement. On n'obtient pas toujours avec le même agent des malformations ou des retards de développement (2). « L'action des agents extérieurs considérée en général, se manifeste par une tendance à la variation qui, suivant la dose de l'agent et suivant l'équation trophique individuelle du germe, s'exerce dans le sens de la dépression ou de l'exaltation ».

Mais c'est cette « équation trophique individuelle » qui reste indéterminée. Et on la voit nettement signalée par beaucoup d'embryologistes, comme elle l'a été pour la graine par de Candolle.

(1) **Giard.** — C. R. S. de Biol., 1894, p. 498, De l'Ankydrobiose.

(2) **Féré.** — C. R. Soc. de Biologie, 1896.

Fischel (1) sur des embryons du canard domestique de même âge, placés dans les mêmes conditions, note des variations considérables dans leur développement, leur longueur, la formation des divers organes ; et le même fait est signalé par Bonnet, chez les embryons de brebis, et par Mehnert chez ceux du canard.

Dareste (2) signale le même fait chez les embryons du poulet : « Ils diffèrent entre eux par la rapidité du développement à tel jour de l'incubation, plus hâtif ou plus tardif. » Wolf (3) l'avait observé à son tour, tant pour l'évolution générale que pour l'évolution de certains organes.

Perrier (4) reconnait que c'est un fait d'observation courante que les animaux d'un même groupe se développent inégalement vite. Cette accélération embryogénique entraîne des modifications dans la segmentation de l'œuf, la formation des feuillets, l'origine et le mode d'évolution des tissus et des organes. Il appelle tachygénèse la cause ou l'ensemble des causes qui ont déterminé cette accélération constante des phénomènes embryogéniques ; ce mot peut désigner aussi l'accélération embryogénique elle-même. Cette tachygenèse peut être différente suivant les parties de l'embryon.

(1) Fischel — Ueber variabilität und Wachsthum des embryonaten korpers morphol. Jahrb. XXIV, 369. 404.
(2) Loco citato.
(3) Volf. — De formatione intestinorum.
(4) C. R. Soc. biolog., 1898, p. 1167.

Mehnert (1) généralisant cette idée, fait de la variation chez les vertébrés, une loi presque générale. Tout observateur a vu, dit-il, des embryons de même espèce dont l'un par sa longueur, l'époque de la fécondation, avait 12 jours d'âge et devait être étiqueté au 3e stade, et qui se montrait plus jeune au contraire par sa conformation interne qu'un autre embryon du 10e jour et de la fin du 2e stade. On a vu aussi que les organes se développent à des époques différentes chez les individus de même espèce. Certains d'entre eux arrivent à la naissance ayant tel ou tel organe qui devrait se développer plus tard, déjà plus développé que chez beaucoup d'autres. On a vu ces faits sans y prendre garde, car on admettait en embryologie des lois fixes, régulières, inébranlables d'après les principes suivants :

Le développement chez tous les individus de même espèce est le même ; le développement chez tous les individus de même espèce et de même âge est le même.

Mais en réalité la variation est constante, l'époque d'apparition et de perfection des organes diffère dans beaucoup de cas.

Les causes de ces différences peuvent être multiples et venir des *produits sexuels* par les procréateurs (âge de la mère, âge du père, variations physiologiques ou pathologiques présentés par eux) ; de la *fécondation* (âge de l'ovule, du spermatozoïde au moment de la fusion, milieu ou elle s'opère) et des *conditions am-*

(1) Mehnert. — Die individuelle variation des Werbestierembryo morphologische arbeiten. Iena, v. p, 386. 1894.

biantes pendant la durée du développement ; celles-ci peuvent être très nombreuses. Et ce sont ces causes réunies, une ou plusieurs, qui produisent ce que nous avons appelé chez les animaux la précocité spontanée.

On voit combien nous sommes loin encore de les connaître toutes, dans un cas donné. Et cependant chacune d'elles à une importance dont on ne se douterait pas *a priori*, mais que certaines expériences montrent bien. Ainsi d'après Vernon (1) qui expérimente avec des œufs d'oursin (Strongylocentrotus lividus), la température à laquelle s'opère la fécondation n'est pas indifférente. A ce moment, une différence de quelques degrés pendant une minute exerce autant d'action que la même différence s'exerçant pendant les 8 jours du développement. Aussi les œufs fécondés à 8° donnent des larves de 4,2 o/o plus petites que celles données par les œufs fécondés entre 17°6 et 21°6, même si la température élevée n'agit que pendant une minute.

De même, au cours du développement les larves à 23, 24° sont de 2 o/o plus petites qu'à 20° ; et à 15 elles sont de 4 o/o plus petites qu'à 19. On a remarqué dit l'auteur que les larves d'été sont toujours naines et plus petites en août, qu'en avril et octobre et novembre. Et le même auteur (2) recherchant quelle influence l'âge des éléments sexuels exerce sur leur fonction spécifique et les individus qui résultent de leur fusion, féconde les œufs à des temps divers pour

(1) Vernon. — Année de Biologie 1897.
(2) Rev. Scientif. 1899. (Voir le détail des expériences).

voir l'effet produit (fécondation et développement). Les œufs fécondés immédiatement donnent 96,9 o/o de blastula formés ; si on attend 27 à 30 heures sans produire la fécondation, le nombre des blastula tombe à 0,25 o/o. Les œufs les plus frais se développent le mieux, et l'aptitude à la fécondation décroît, progressivement d'abord, puis de façon brusque à un moment donné.

L'âge de chaque élément importe aussi pour la grosseur de la larve. Un œuf frais et des spermatozoïdes rassis donnent des larves de dimensions aussi considérables que dans la moyenne, parfois plus grosses. Au contraire, si l'œuf est rassis, le spermatozoïde frais, les larves sont notablement plus petites. Or, dans la nature les œufs se rencontrent où et quand ils peuvent. D'où une cause de variation considérable.

Et on pourrait ajouter à ces exemples des plus curieux, d'autres faits observés par Herbst, Hertwig, Pouchet et Chabry, etc, où l'on voit que l'influence du milieu où évolue l'embryon est capable pour des variations minimes (concentration du sel marin (Hertwig) ; eau pure de chaux ; larves au lithium, potassium, cte.) de produire des troubles dans le développement.

Conclusions

En appliquant ces données complexes à l'étude de la précocité chez l'homme, on peut retrouver chez lui la division que nous avons établie chez les végétaux et les animaux. On retrouve les deux aspects déjà vus de la précocité. L'un de cause externe, l'autre de cause interne.

Le premier, comprend les faits de précocité dûs à l'influence du climat, latitude, alimentation, etc, signalés par tous les auteurs qui se sont occupés de la puberté et qui font varier son apparition de quelques mois à une année. Par exemple, la puberté s'établit à Paris, en moyenne, à 14 ans et 5 mois (Raciborsky), à Nîmes à 11 ans 2 mois (Puech), à Toulon à 14 ans (Marc d'Espine), à Calcutta à 12 ans et 7 mois; en Laponie et dans la Russie du Nord vers 16 ou 17 ans (Fachatte). Dans les villes, elle s'établit plus tôt que dans les campagnes. Brierre de Boismont sur 1207 cas note l'âge moyen à la campagne à 14 ans et 10 mois et à la ville à 14 ans et 8 mois, et à Paris chez les enfants de la classe aisée, on voit la puberté s'établir plus tôt que dans la classe pauvre. Et il en est de même pour la précocité intellectuelle. Mais ce sont toujours là des variations qui sont peu notables. Dans le même groupe de faits nous signalerons une variété de la précocité qu'il faudrait rapprocher de la culture forcée des animaux et des plantes. On a aussi désigné cette forme sous le nom de prématuration (1). Elle consiste « à faire accomplir à des enfants des actes d'adolescents, et à des adolescents des actes virils (Dally) »; c'est l'adaptation précoce des individus à des fonctions pour lesquelles on les force à mûrir (prématuration physique et intellectuelle dans les écoles, collèges, casernes ou ateliers) et à ce sujet tous les hygiénistes et éducateurs sont d'accord : on ne doit pas forcer les organes ; on ne doit pas forcer le cerveau (2), et nous n'avons pas à indiquer ici les mesures (réformes, programmes, lois) destinées à réglementer le travail physique ou mental des enfants. Tout ce premier groupe, où les influences de cause externe sont plus nettement visibles, a été complètement délaissé dans notre travail. Et nous croyons avoir montré que les faits étudiés par nous n'y rentraient pas.

Ils appartiennent plutôt à notre avis, a ce groupe de faits de précocité de cause interne que nous avons étudiés chez l'animal et la plante, et que nous avons appelés spontanés. Ce mot voulait dire chez eux :

(1) Coustan — Dict. encycl. des Sc. méd. art. Prématuration.

(2) Voir Spencer. — De l'éducation intellectuelle physique et morale, 1897.

Voir Guyau. — Education et hérédité, 1898.

nous ignorons ce qui se passe. Dans la graine comme dans l'œuf, avons-nous dit, ce qui fait l'individualité du développement nous échappe. Et Dareste signale souvent cette impuissance où nous sommes encore de la concevoir. « Elle échappe à l'expérimentation qui ne saurait *à cause d'elle* produire à coup sûr une monstruosité donnée en mettant en jeu toutes les causes tératogéniques. » C'est elle qui fera chez l'homme l'anomalie que nous avons étudiée et sur laquelle nous n'avons encore que de si vagues indication. En effet, qu'avons-nous trouvé dans notre étude ?

Une anomalie qui apparaît rarement, et les observations que nous avons recueillies, sans prétendre les avoir toutes connues, nous le montrent bien. Elles sont peu nombreuses en somme depuis les temps éloignés où on a commencé à observer et publier de pareils faits.

Elle apparaît très souvent isolée dans une famille parfois nombreuse. Les frères ou les sœurs de l'enfant précoce, quelle que soit la manifestation physique ou intellectuelle qu'il présente, n'offrent rien d'analogue. Dans un cas nous avons même vu une jumelle qui ne ressemblait en rien à sa sœur, et dans un autre le frère d'une précoce avait tous les signes du crétinisme achevé ; de même pour la précocité intellectuelle. C'est dire que les conditions amenant la précocité peuvent se réaliser une seule fois, sans se reproduire dans la même famille.

Nous avons vu aussi que la précocité physique ou intellectuelle ne s'accompagne pas souvent d'autres anomalies. Pour la précocité physique, dans un seul cas, un des enfants observés à six doigts à un pied, et pour la précocité intellectuelle nous nous sommes étendus longuement à ce sujet quand nous l'avons étudiée. La durée de leur vie en moyenne ne paraît pas être diminuée. Et nous regrettons ici encore la pauvreté de renseignements que nous fournissent les auteurs sur ces divers points.

L'étude de leurs parents n'a on peut le dire presque jamais été faite en détail, et cette lacune est énorme à notre avis.

Nous rappelerons le fait, que nous avons constaté dans plusieurs familles où un enfant a été pubère, précoce, de la pluralité des enfants, de la présence fréquente des jumeaux et du rang occupé par l'enfant précoce dans la famille sans prétendre cependant que ce fait s'observe toujours.

Une fois réalisée elle se transmet rarement chez l'homme à plusieurs descendants. Et nous avons vu que c'est tout le contraire chez les animaux à maturité précoce. Pourquoi cette différence? C'est que dans les deux cas les données du problème sont changées. On crée une précocité chez l'animal, et par suite une variété et une race particulières en stimulant dès le jeune âge, par un exercice spécial, ses aptitudes digestives. C'est une des méthodes de zootechnie, connue sous le nom de gymnastique fonctionnelle. Ce caractère est fixé, demeure acquis par l'usage au bout d'un nombre considérable de générations qui auront subi les mêmes influences. Et l'animal par ses cellules sexuelles transmettra cette modification, cette propriété nouvelle à ses descendants.

Chez l'homme, les conditions qui provoquent cette tachygenèse qu'elle soit générale ou partielle se produisent à un moment donné, et à ce moment seul. Il naît porteur d'une anomalie, et pour qu'elle se reproduise chez ses descendants il faut supposer ou l'hérédité ou la reproduction chez eux des conditions qui l'ont engendrée chez lui.

Si l'anomalie chez celui qui la présente s'est fixée d'emblée comme un caractère acquis, elle pourra se transmettre alors par les cellules sexuelles, mais on sait que dans bien des cas, les modifications acquises ne se transmettent pas, sans qu'on en puisse donner la raison. D'où la rareté des cas héréditaires.

Si l'on accepte l'autre supposition, il faudrait admettre chez le descendant la répétition au même moment et en même quantité des conditions de l'anomalie du père ; ce serait là chose plus rare, ce qui expliquerait aussi le petit nombre de précocités observées chez un des parents et reproduite par un enfant.

D'autre part, ce n'est pas l'influence du milieu dans lequel l'enfant va vivre à sa naissance qui engendre cette accélération. Les différences du milieu même considérables (latitude, climat, alimentation) ne produisent, ainsi que nous l'avons vu en détail, que des variations limitées. L'époque d'apparition des fonctions étudiées est à peine modifiées par ces influences. Note examen a porté, au contraire, sur des variations énormes qu'elles ne produisent plus à elles seules si nous en jugeons par les faits connus.

Les matériaux consultés ne nous ont pas toujours donné les renseignements que nous aurions voulu, mais nous avons pu, avec quelque vraisemblance, conclure, en général, à une anomalie trouvant son origine dans la vie intra-utérine. (Vie embryonnaire, où vie fœtale).

Mais la cause reste encore à trouver si nous en pouvons supposer l'origine. Or, à cette phase de la vie, l'évolution de l'embryon est comparable jusqu'à un certain point à celle de la graine ou de l'œuf. Ces derniers évoluent dans le milieu extérieur dont ils reçoivent directement les influences. Et dans certaines conditions expérimentales nous avons vu que l'une de ces actions intensifiée pouvait produire une évolution plus rapide de la graine ou de l'œuf. Or le fœtus a pour milieu extérieur sa mère dont il subit les influences par la circulation utéro-placentaire. Elle lui transmet les éléments nutritifs nécessaires à son développement et parfois aussi des principes toxiques ou infectieux qui provoqueront chez lui des anomalies ou des retards de développement (hérédité dystrophique de la syphilis, tuberculose, etc., transmission de l'immunité expérimentale). Et à son tour il peut transmettre certains produits à la mère (1), comme la graine ou l'œuf rendent au milieu ambiant, qui leur fournit les conditions nécessaires à la vie, les produits de leurs réactions (respiration, transpiration).

(1) Rapprocher l'hypothèse sur l'imprégnation et la syphilis conceptionnelle.

Nous avons vu aussi que certaines influences extérieures pouvaient, suivant les doses et la nature de l'agent, produire sur les œufs des précocités expérimentales. De même des actions partant du milieu extérieur au fœtus pourraient *a priori* produire une évolution plus rapide.

Mais ici nous sommes en plein inconnu. Y a-t-il pour déterminer la précocité une cause venant des éléments sexuels mâle ou femelle, (séparément ou les deux ensemble) qui ont produit l'œuf par leur fusion, et qui activerait la formation des organes, la différenciation histologique ? ou bien ces organes une fois apparus à une époque normale sont-ils accélérés dans leur développement par des causes venant de la mère seule ? C'est ce que nous ignorons. Nous pensons qu'il faudrait connaître davantage les conditions et le mécanisme de la précocité d'évolution chez les êtres inférieurs en partant de l'embryon, avant de l'aborder chez l'homme ; mais personne à notre connaissance ne s'est encore occupé de ce sujet.

Nous rapprocherons quelques faits de ces données si vagues que nous pouvons seulement apporter pour les illustrer, sans prétendre les éclaircir.

Lanz (1) a vu une poule à laquelle il avait enlevé la glande thyroïde pondre un œuf qui ne pesait que 5 grammes au lieu de 50 à 60, poids normal de l'œuf de poule, puis rester stérile ; inversement une poule qui reçut pendant quelque temps avec sa nourriture 10

(1) Lanz. — Beiträge zur Schildrüsenfrage.

gr., puis 30 gr. de glande thyroïde fraîche pondit trois fois plus que des animaux témoins et ses œufs augmentèrent graduellement de poids.

Trachewski dans le laboratoire de Kocher a obesrvé le rachitisme chez les sujets issus d'animaux auxquels il enlevait la glande thyroïde pendant la grossesse.

Hertoghe (1) a vu que chez les femmes en état de grossesse il y a hypertrophie de la glande thyroïde ; et les myxœdémateuses qui deviennent enceintes présentent, pendant leur grossesse et l'allaitement, une amélioration de tous leurs symptômes comme si elles prenaient de la thyroïdine.

D'après le même auteur, dont les nombreux travaux sur les fonctions du corps thyroïde sont très remarquables, l'hypothyroïdie chez l'enfant se manifeste parmi beaucoup d'autres symptômes par un retard de la croissance, de la dentition, du développement sexuel, et parfois de l'intelligence.

Et encore, d'après lui, la glande thyroïde s'hypertrophie à la puberté et a sous sa dépendance, dit-il, l'établissement des fonctions sexuelles. Chez le crétin complet et le myxœdémateux congénital, à côté du retard dans la dentition et la croissance et à côté de l'idiotie tous les auteurs signalent que la puberté ne s'établit pas, que les fonctions génésiques restent nulles

(1) Hertoghe Bulletin de l'Académie royale de Belgique 1896 1897

et la stérilité absolue (1). Au contraire ces fonctions apparaissent quand on donne à l'enfant de la glande thyroïde. Gautier (2) a montréque la glande thyroïde fournit au sang l'arsenic et l'iode qui s'éliminent avec les règles chez la femme, et chez l'homme se portent sur la barbe et les poils.

Enfin on dit quecertainsenfants peuvent naîtresans thyroïde (3) et le myxœdème ne se développerait que plus tard. Kocher a proposé l'explication suivante : la substance thyroïdienne de la mère passant par le placenta remplace pendant toute la vie fœtale le suc thyroïdien qui manque à l'enfant. Il naît avec une certaine provision qui s'épuise au bout d'un certain temps A ce moment le myxœdème s'établit.

Et,comme dernier fait curieux par les horizons qu'il ouvre (4), dans le myxœdème congénital (Bourneville) les symptômes ne commencent à apparaître avec évidence qu'au moment du sevrage. Jusque là les signes pouvaient passer inaperçus. A ce moment précis, les

(1) Bourneville. De la condition de la bouche chez les idiots Journal des Connaissances médicales 1862 1863. Alice Sollier Th. Paris 1887. Etat de la dentition chez les enfants amenés et idiots. Elle observe 102 cas, et trouve 11 cas de précocité dentaire, dans tous l'idiotie s'était développée un certain temps après la dentition.

Voir une leçon de Lancereaux, Sem. médicale 1893 p. 25. Les glandes musculaires sanguines, leur rôle pendant la croissance.

(2) Gautier Acad. de méd. août 1900

(3) Comte. Traité des mal. de l'enfance : Myxœdème.

(4) A rapprocher de cette indication la leçon de Marfan. Presse médicale 9 janvier 1901 allaitement naturel et allaitement artificiel ; hypothèses sur les zymases du lait

relations nutritives directes de la mère à l'enfant sont rompues.

Quelques-uns de ces faits n'ont pas encore été éprouvés par un long contrôle clinique, mais ils nous semblent jeter quelques lueurs sur la question que nous avons étudiée. L'étude des relations de la mère et de l'embryon, et des secrétions internes transmises, pendant la vie intra utérine et après, avec leur influence sur le développement du fœtus commence à peine à s'ouvrir. Une connaissance plus approfondie de ces matières, apportera peut-être un jour nouveau sur le sujet que nous avons essayé de traiter et que nous ne pouvons encore éclaircir. On peut à peine décrire la morphologie de cette anomalie, mais l'explication génétique est encore lointaine. Et devant, les lacunes nombreuses que nous devons laisser, on sera sans doute amené à penser avec nous qu'une thèse sur la précocité était peut être encore trop précoce ?

Vu : Le Président de la Thèse,
E. BRISSAUD.

Vu : Le Doyen,
P. BROUARDEL.

Vu et permis d'imprimer
Le vice recteur de l'Académie de Paris
GRÉARD.

Index bibliographique des Observations citées

1° Dentition

1789. Klementovsky. — Centralzeitung f, Kinderheilk, 11, S. 186.

1820. Breschet. — Bull. Fac. de méd. de Paris, Tome 7, p. 302.

1826. D'Outrepont. — Gemeinsame deutsche Zeitschrift f. Gesbürtskunde, vol. 1, p. 151.

1852. Gindre. — Phénomènes et bizarreries des deux dentitions, Paris.

1859. Sappey. — C. Rendus et Mém. de la Soc. de Biologie.

1859. Thore. — C, Rendus et Mém. de la Soc. de Biologie.

1860. Giraldès. — C. Rendus et Mém. de la Soc. de Biologie.

1868. Masse. — Bulletin général de Thérapeutique, vol. 87, p. 500.

1874. Blot. — Société de chirurgie.

1874. Fauvelle. — Bulletin soc. médic. de l'Aisne, 1874, p. 85.

1875. GUENIOT. — Bulletin gén. de Thérapeutique, vol. 88, p. 30.

1875. MATTEI. — Union Médicale, 12 juin, p. 869.

1875. DUMAS. — Union Médicale, p. 117.

1875. PÉRIER. — Bulletin soc. chirurgical, 1875.

1877. MAGITOT. — Traité des anomalies du système dentaire.

1878. SAMELSON. — Centralzeitung f. Kinderheilk, S. 190.

1879. STOCKER. — Correspond Blatt f. Schweizer Aerzte ; Basel, p. 261.

1884. GAUTIER. — Rev. méd. de la Suisse romande.

1889. DIAMANTI. — Arch. di Patolog. Infant.

1897. MILLON. — Traité des malad. de l'enfance, art. Dentition.

1898. PHILIPPOFF. — Hygiène de l'enfance, Saint-Pétersbourg (en russe).

1899. JOUVOVSKY. — Revue mens. des malad. de l'enfance.

2° Menstruation

1762. BERTRAND. — Journ. de méd., p. 227.

1802 et 1807. LOBSTEIN. — Lucina Zeitschrift, vol. I, p. 102, et vol. IV, p. 163, Leipzig.

1827. DIEFFENBACH. — Aufmerk Meckels für die Physiol.

1833. LIEBER. — Caspers. Wochenschrift.

1838. DEZEIMERIS. — Journal l'Expérience, t. II.

1845. Whitmore. — North journ. med., juillet, p. 70.
1850. Marage. — Union Médicale, p. 614.
1862. Kussmaul. — Wurzburger medicinjche Zeitschrift, vol. III, p. 321.
1866. Allbutt. — Medic. chirurg. Transact., Lond. 1866.
1868. Raciborski. — Traité de la menstruation.
1871. Ashton. — Lancet, vol. I, p. 166.
1886. Arnold-Louisville. — Medic. Journ. July, 1876 (in Revue d'Hayem, 1878, p. 214.
1877. O. Wachs. — Zeitschrift für Geburst und Gynak., t, I, p. 173.
1878. Harrison Tetley. — The Lancet, t. III, p. 110.
1879. Puech. — Ann. de gynécolog., v. XI, p. 72.
1880. Harle. — Britisch med. Journal, p. 848.
1883. Cabadé. — Gaz. méd. de Paris, p. 475.
1884. Venot. — Soc. méd. de Bordeaux, janvier.
1884. Gautier. — Rev. méd. de la Suisse romande.
1895. Deshayes. — Mercredi médecal.
1896, Pluyette. — Masseille médical, p. 257.
1897. Comby. — Traité mal. de l'enfant (art. anomal génital, p. 558.

3° Puberté précoce chez la femme

1684. Journal des savants, 29 mai. p. 107,
7762. Schmidt. — Journal de médecine, t. XVI, p. 107.
1803. Tilésius. — Voigts Magazin, f. den neuesten Zustand des Naturkunde, vol. IV, p. 189.

1813. Astley Cooper. — Médec. Chirurg. Transactions, v. 4, p. 204, London.

1816. Haller. — Elementa physiologiæ.

1820. Descuret. — Nouv. Journal de médecine, v. II, Paris.

1825. Schœffer. — Hufelands Journal, v. XLIII, p. 50. et neue lahrbücher für deutsche méd. chir. und. Geburtshülfe v. Harlen, vol. IX. p. 79.

1826. D'Outrepont. — Gemeinsame Deutsche Zeitschrift f. Geburtskunde, vol. I, p. 151.

1833. Campbell. — Introd. to. the étud. and. pract. of midwifery, Edimbourg, p. 46.

1835. Rowlet. — In Gazette dés Hôpitaux, n° 24.

1851. Scanzoni. — Traité prat. des mal. des femmes, p. 263.

1854. Wilson. — Monatschrift f. geburtskunde, v. IV, p. 231, Berlen.

1862. Wall. — In Kussmaul Wurzburger Medecinische Zeitschrift, vol. III, p. 321.

1865. Ramon de la Sagra, — Gaz. des hôpitaux.

1873. Molitor. — Bull. de l'Acad. de Belgique, v. XII, p. 77,

1876. The american Practitiones, XIII, février.

1876. Bouchut. — Gazette des hôpitaux, n° 135 (observée par Lostalot de Nouméa.

1876. Stolz. — Art. menstruation (nouv. dict. de de méd. et chirurg.)

1877. Cesarano. — Il morgandi, septembre.

1879. Stocker. — Correspond. Blatt. f. Schweizer Aerzte, Basel, p. 261.

1880. VAN DERVEER. — Americ Journ. of obstetric, v. XVI, p. 107, New-York.

1880. FRANC. — Ann. de Gynécologie (d'après Siglo médico, 2 mai).

1881. PROCHOWNICK. — Arch. f. Gynœkologie, v. XVII p. 317.

1884. GAUTIER. — Revue médicale de la Suisse romande.

1884. MENGUS. — Semaine médicale, p. 391.

1889. DIAMANTI. — Archiv. di Patolog. Infantil, mars.

1892. COMBY. — Traité mal. de l'enfance.

1896. WOODRUFF. — Médical record, 7 mars 1896.

1896. WLADIMIROFF. — Medizin. Obozrenie, Moscou.

1897. SEUTRE. — Union médicale du Nord-Est, p. 18 et 355.

1897. POZZI. — Traité de gynécologie.

1897. PLUMB. — New-York med. Journal.

1898. DE VLACCOS. — Ann. de gynécologie.

4° Puberté chez l'homme

1585. A. PARÉ. — Œuvres, chap. XXXVI, liv 24.

1666 à 1669. — Hist. de l'Acad. des sciences. t. II, p. 235.

1672. GERBERON. — Journal des savants, 15 février.

1757. NICOLAS DU SAULSAY. — Recueil périod. d'observat. de méd. chirurg. pharmacie.

1758. SAUVAGES. — Histoire de l'Académie des sciences

1759. FAGES DE CAZELLES. — Anc. Journal de méd., t. X, p. 37.

1804. DUPUYTREN. — Bull. de la Fac. de méd. de Paris, t. I, 1re série.

1809. WHITE. — Soc. med. chirurg. London.

1820-21. BRESCHET. — Bull. de la Fac de Méd. de Paris, t. 7, p. 302.

1821. PRESLE-DUPLESSIS. — Journal compl. du diction: des sc. medicales, t. XIII, p. 277.

1822. SOUTH. — Soc. med. chirurg. London.

1830. PALOIS. — Journal de la soc. Ac. med. de Loire-Inférieure. Nantes.

1843. RUELLE DE CAMBRAI. — Bull. de l'Ac de méd., t. VIII, p. 622.

— JACCOUT. — Art. Nains. Grande Encyclopédie.

— FOURNIER. — Dict. des Sc. médicales, t. 11, p. 201.

1844. RACIBORSKY. — De la puberté chez l'homme.

1881. HOFFMANN. — Nouv. éléments de méd. légale (trad. franç.)

— TAYLOR. — Traité de méd. légale (Cas de Klose).

1895. CAMPBELL. — Soc. clin. de Londres.

1899. LEPRINCE. — Thèse de Paris. De la spermatogénèech ez l'homme.

Paris. — L. BOYER, imprimeur, 15, rue Racine.

www.ingramcontent.com/pod-product-compliance
Ingram Content Group UK Ltd.
Pitfield, Milton Keynes, MK11 3LW, UK
UKHW020343230726
13925UKWH00003B/942

9 782014 021615